NEONATOLOGIE
IM DETAIL

Herausgegeben von
Mario Rüdiger

Mario Rüdiger

Entlassungsvorbereitung und ambulante Betreuung Frühgeborener

3 Abbildungen und 2 Tabellen

Ligatur

Bibliografische Information der Deutschen Nationalbibliothek:
Die Deutsche Nationalbibliothek verzeichnet diese Publikation in der Deutschen Nationalbibliografie; detaillierte bibliografische Daten sind im Internet über http://dnb.d-nb.de abrufbar.

Benutzerhinweis: Erkenntnisse in der Medizin unterliegen einem ständigen Wandel, bedingt durch Forschung und klinische Erfahrung. Von Autor und Verlag wurde große Sorgfalt darauf verwendet, dass die in diesem Werk gemachten Angaben dem Stand des Wissens bei Erscheinen des Werkes entsprechen. Dennoch kann vom Verlag keine Gewähr für Angaben über Dosierungen oder Applikationsformen übernommen werden. Deshalb ist jeder Benutzer des Werkes angehalten, diese Angaben sorgfältig selbst auf ihre Richtigkeit zu überprüfen. Jede Dosierung oder Applikation erfolgt auf eigene Verantwortung des Benutzers. Geschützte Warennamen werden in diesem Werk nicht immer besonders gekennzeichnet. Deshalb kann aus dem Fehlen eines solchen Hinweises nicht auf einen freien Warennamen geschlossen werden.

Anschrift des Verfassers:
Professor Dr. med. Mario Rüdiger
Universitäts-Klinikum Carl Gustav Carus
Klinik für Kinder- und Jugendmedizin
Leiter Neonatologie und Pädiatrische Intensivmedizin
Fetscherstr. 74 · 01307 Dresden

Ramsbachstr. 82, 70597 Stuttgart
www.ligaturverlag.de

Lektorat: Harald Rass, Editorial Service GmbH, Schwalbach-Hülzweiler
Umschlaggestaltung und Layout: Cyclus · Visuelle Kommunikation, Stuttgart
Umschlagbild: Autor
Druck und Verarbeitung: Offizin Scheufele GmbH + Co. KG,
Druck und Medien, Stuttgart

Printed in Germany

ISBN 978-3-940407-48-1

Für Philippa Calandra:
Danke für Dein verschmitzt-begeistertes
»Papa, bitte Quatsch machen«.

Vorwort

Neonatologie detailliert ist eine Reihe von Taschenbüchern, die sich einzelnen, klinisch interessanten Aspekten der Neonatologie widmet. Ausgehend von klinischen Fragestellungen werden pathophysiologische Überlegungen und experimentelle Ergebnisse präsentiert. Daten aus klinischen Studien bilden dann die Grundlage für eine kritische Diskussion der derzeitigen Diagnose- bzw. Therapiestrategien und für Vorschläge zum klinisch-praktischen Vorgehen.

Es ist das Ziel von **Neonatologie im Detail**, valide Daten für die klinische Entscheidungsfindung bereitzustellen. Ich hoffe, dass **Neonatologie im Detail** damit einen Beitrag leistet, Prinzipien der *evidence based medicine* in das klinische Handeln zu implementieren und so das Eminenz-basierte Vorgehen abzulösen.

Das Projekt **Neonatologie im Detail** ist nur mit finanzieller Unterstützung industrieller Partner zu realisieren. Diese Partner haben jedoch keinen Einfluss auf Themenwahl oder inhaltliche Gestaltung. Die präsentierten Aussagen, Wertungen oder Schlussfolgerungen liegen ausschließlich in der Hand des jeweiligen Autors.

Der vorliegende 4. Band behandelt die Entlassungsvorbereitung und die ambulante Betreuung Frühgeborener.

Dresden im Oktober 2013
Mario Rüdiger

Einleitung

In den Anfangsjahren der Neonatologie lag der Fokus auf einer Senkung der neonatalen Sterblichkeit. In den 90er Jahren des vorigen Jahrhunderts ging es insbesondere um das Überleben extrem unreifer Frühgeborener und im ersten Jahrzehnt des 21. Jahrhunderts um die Senkung der stationären Morbidität. Mit der gestiegenen Zahl der relativ gesund entlassenen Frühgeborenen richtet sich gegenwärtig die Aufmerksamkeit auf die Qualität des Langzeitüberlebens der zu früh geborenen Kinder, welche die größte homogene Patientengruppe in der Pädiatrie bilden.

Die Erfordernisse für eine Verbesserung der Langzeitergebnisse dieser größten pädiatrischen Patientengruppe sind vielfältig: Die Besonderheiten der kindlichen Entwicklung sind zu erkennen und das Wissen um potentielle Probleme, die aus der zu frühen Geburt resultieren, muss vorhanden sein, damit eine effektive Prävention möglich wird. Dies setzt ein strukturiertes Vorsorgeprogramm für zu früh geborene Kinder voraus, das nicht nur evaluierte Untersuchungen zu festgelegten Zeitpunkten und mit klar formulierten Zielen, sondern auch wissenschaftlich begründete Empfehlungen für prophylaktische Maßnahmen beinhaltet.

Die zu frühe Geburt kann häufig zu einer Beeinträchtigung der weiteren Entwicklung dieser Kinder führen. Mögliche Beeinträchtigungen vorauszusehen und auftretende Probleme rechtzeitig zu erkennen, ist ein wichtiges Ziel einer ambulanten, neonatologisch orientierten Vorsorge zu früh geborener Kinder. Die Strukturen einer entsprechenden ambulanten Vorsorge können je nach den lokalen Gegebenheiten variieren. Konsens sollte jedoch bezüglich der erforderlichen Inhalte und Zeitpunkte für Vorsorgeuntersuchungen herrschen. Daher ist ein entsprechendes Konzept im Konsens von Leistungserbringern (Neonatologen, niedergelassene Kinderärzte oder Spezialisten), Kostenträgern und Fachgesellschaften zu entwickeln, wissenschaftlich zu evaluieren

und letztlich im Rahmen der Routineversorgung kranker Neugeborener zu etablieren.
Im vorliegenden 4. Band der Reihe **Neonatologie im Detail** wird die aktuelle Datenlage zu den langfristigen Problemen Frühgeborener zusammengefasst. Es werden daraus Schlussfolgerungen für die strukturierte Entlassungsvorbereitung und ambulante Weiterbetreuung gezogen, um damit einen Ausgangspunkt für die Entwicklung einer strukturierten Vorsorge von zu früh geborenen Kindern zu setzen.

1 Die zu frühe Geburt – Definition, Inzidenz und Konsequenzen für die Neonatalperiode

1.1 Definition

Die physiologische Schwangerschaft dauert 40 Wochen. Ein Kind gilt als zu früh geboren, wenn es vor Vollendung der 37. Schwangerschaftswoche (SSW) zur Welt kommt. Frühgeborene zwischen 34 und 36 vollendeten SSW werden häufig als »späte Frühgeborene« bezeichnet (zwischen 32 und 34 SSW als »moderat unreife Frühgeborene«) und stellen eine Gruppe dar, die zwar zahlenmäßig sehr groß ist, aber in der Vergangenheit wenig Beachtung fand [1]. Bedingt durch die hohe Mortalität und die bedeutende Morbidität sind die extrem unreifen Frühgeborenen (vor der vollendeten 28. bzw. 26. SSW) häufig im Fokus der Aufmerksamkeit, wenngleich es sich absolut um eine sehr kleine Gruppe handelt.

Während heute das Gestationsalter zur Beschreibung der Unreife verwendet wird, wurde in der Vergangenheit häufig das Geburtsgewicht benutzt. Aus dieser Zeit stammt die Einteilung in *Extremely Low Birth Weight* (ELBW, < 1000 g Geburtsgewicht), *Very Low Birth Weight* (VLBW, < 1500 g) und *Low Birth Weight* Infants (LBW, < 2500 g). In vielen Statistiken – insbesondere aus den USA – wird diese Unterteilung auch heute noch verwendet.

1.2 Die Häufigkeit der zu frühen Geburt variiert

In Deutschland kamen 2004 ungefähr 8,8 % aller Kinder zu früh auf die Welt; 1,3 % waren Frühgeborene unter der vollendeten 32. SSW und die restlichen 7,5 % Frühgeborene zwischen 32 und 36 SSW [2]. 2010 war die Frühgeborenenrate in Deutschland be-

reits auf 9,2 % angestiegen. Auch Daten des Statistischen Bundesamtes, die leider nur das Geburtsgewicht erfassen, lassen eine Zunahme der zu frühen Geburten über die letzten Jahre vermuten: 1991 hatten 5,8 % aller Kinder ein Geburtsgewicht unter 2500 g (LBW-Kinder), 2011 schon 6,9 %. Dieser Trend hin zu einem niedrigeren Gestationsalter bei der Geburt findet sich auch in anderen Ländern. In den USA lag das mediane Gestationsalter zum Zeitpunkt der Geburt 1992 bei 40 SSW und 2002 bei nur noch 39 Wochen [3]. Verbunden mit der Verkürzung der Schwangerschaftsdauer ist nicht nur eine Zunahme der Frühgeburtenrate, sondern auch eine Abnahme der Komplikationen der zu langen Schwangerschaftsdauer [3,4].
Neben diesem zeitlichen Einfluss auf die Frühgeborenenrate finden sich auch große lokale Unterschiede; während in Deutschland der größte Anteil an LBW-Kindern in den vergangenen 20 Jahren im Saarland zu finden war (2011: 8,2 %), ist Sachsen das Bundesland mit dem überwiegend niedrigsten Anteil an LBW-Kindern (2011: 6,4 %). Auch ein Vergleich der Frühgeborenenrate der hochentwickelten Industriestaaten zeigt sehr große Unterschiede [4]; 2010 lag diese zwischen 14,7 % in Zypern und 5,3 % in Litauen [5].

1.3 Einfluss der Geburtshilfe auf den Geburtszeitpunkt

Die Rate der zu frühen Geburt wird durch verschiedene Faktoren bestimmt; einen besonderen Einfluss hat das geburtshilfliche Management, insbesondere die Häufigkeit der Geburt mittels Kaiserschnitt. So finden sich in Deutschland große Unterschiede in der Kaiserschnitt-Quote verschiedener Landkreise, die zwischen 17 % und 51 % liegt. Insgesamt kommen in den neuen Bundesländern weniger Kinder mittels Kaiserschnitt zur Welt als in den alten Bundesländern (Bertelsmannstiftung, https://kaiserschnitt.faktencheck-gesundheit.de). Ähnliche Unterschiede finden sich in den USA; dort liegt die Kaiserschnitt-Quote – in Abhängigkeit von der untersuchten Region bzw. Population – zwischen 25 % und knapp 40 % [6], wobei sie in allen Gestationsaltersklassen über die Jahre anstieg [3]. Aktuelle Untersuchungen aus der Schweiz zeigen, dass Schwangere mit einer privaten Krankenversicherung ihr Kind deutlich häufiger per Kaiserschnitt zur Welt bringen als gesetzlich Versicherte.

Die Ursachen für den hohen und über die Zeit weiter steigenden Anteil an operativen Entbindungen sind vielfältig. Häufig wird argumentiert, die zunehmende Kaiserschnittrate führe zu einer Senkung sowohl der mütterlichen als auch der kindlichen Mortalität bzw. Morbidität. Allerdings finden sich keine belastbaren Zahlen zum Beleg dieser These [7,8]. Ganz im Gegenteil ist die Geburt per Kaiserschnitt ohne medizinische Indikation mit einer deutlich erhöhten mütterlichen und kindlichen Morbidität assoziiert [9,10].

Eine weitere Ursache für die Zunahme der operativen Entbindungen ist sehr wahrscheinlich auch in der Tatsache zu suchen, dass kindliche Probleme zunehmend auf (vermeintliche) Geburtsschäden zurückgeführt und entsprechend juristisch geahndet werden. In der Konsequenz steigen nicht nur die Versicherungsprämien der Hebammen und Geburtshelfer, sondern sinkt auch deren Bereitschaft, eine Geburt bei potentiellen Risiken auf natürlichem Wege zu begleiten; die Entbindung per Kaiserschnitt stellt sich dann oftmals als (juristisch) sichere Alternative dar. In den nachfolgenden Generationen von Geburtshelfern werden somit die praktischen Erfahrungen mit vaginal-operativen Entbindungen sinken – ein *Circulus vitiosus*, der zu einer weiteren Zunahme der operativen Entbindungen führt.

Zuletzt spielen die zunehmenden Komorbiditäten der Schwangeren, aber auch das steigende Alter bei der ersten Geburt eine wichtige Rolle. So zeigte sich in den vergangenen Jahren eine Zunahme der Schwangeren mit (Gestations-)Diabetes, der mit dem Risiko einer Makrosomie des Neugeborenen vergesellschaftet ist.

1.4 Das Konzept der graduellen Unreife

Die historische Unterscheidung zwischen zu früher und termingerechter Geburt mit der Vollendung der 37. SSW hat eher einen akademischen als einen physiologischen Ursprung und wird daher heute hinterfragt bzw. durch das Konzept einer graduellen Abschätzung der Unreife ersetzt [11]. Demnach steigen mit jeder Woche vor der vollendeten 39. SSW die mit der Unreife assoziierten Risiken graduell an. So haben auch Kinder mit 37 SSW verglichen mit Kindern der 40. SSW ein deutlich erhöhtes Risiko zu versterben, dieses steigt mit sinkendem Gestationsalter noch weiter an [9,11,12].

1.5 Frühgeborene bestimmen die neonatale Mortalität maßgeblich

Die größten Fortschritte erzielte die Neonatologie in den vergangenen Jahrzehnten mit der Senkung der neonatalen Sterblichkeit. Während in den 1960er Jahren noch ca. 40 von 1000 Neugeborenen verstarben, waren es zu Beginn des 21. Jahrhunderts lediglich 4 – 5 pro 1000 [13].

Interessanterweise finden sich – trotz gleicher Ausstattung und Risikostruktur der Patienten – sehr große regionale Unterschiede in der Neugeborenensterblichkeit. So liegt die Neugeborenensterblichkeit in den neuen Bundesländern deutlich unter derjenigen der alten Bundesländer; ein Unterschied, der sehr wahrscheinlich durch die – historisch begründete – stärkere Zentralisierung der perinatalen Risikoversorgung in den neuen Bundesländern zu erklären ist. So finden sich im gesamten Bundesland Sachsen lediglich drei Perinatalzentren Level 1, während in einigen großen Städten deutlich mehr Perinatalzentren zu finden sind. Auch im Vergleich der Industrienationen finden sich sehr gravierende Unterschiede [4].

Bei der Interpretation der Daten zur neonatalen Mortalität sind jedoch einige Besonderheiten zu beachten [14]. So wird die Mortalität sehr maßgeblich durch das Versterben der Kinder an der Grenze der Überlebensfähigkeit, d.h. mit 22, 23 bzw. 24 SSW, bestimmt. Die Behandlung dieser Kinder unterscheidet sich jedoch zwischen den Zentren: Während Kinder < 24 SSW in einigen Zentren als Totgeburten angesehen und nicht erfasst werden, erfolgt in anderen Zentren eine palliative Begleitung der Kinder. Wieder andere Zentren versorgen diese Kinder neonatologisch mit der Konsequenz, dass sie erst später versterben. Für eine Interpretation der Ergebnisse verschiedener Zentren ist es daher wichtig zu wissen, welche Kinder in die Berechnungen eingeschlossen wurden. Zukünftig ist anzustreben, die Sterblichkeit auf die Anzahl der lebenden Feten zu beziehen [14]. Nur so lässt sich die Effektivität der geburtshilflichen und neonatologischen Versorgung vergleichend beurteilen.
Die Neugeborenensterblichkeit wird heute ganz maßgeblich durch das Versterben extrem unreifer Neugeborener bestimmt, allerdings stieg die Überlebenswahrscheinlichkeit dieser sehr kritischen Patientengruppe in den vergangenen 20 Jahren deutlich an [15–17]. In einer der umfangreichsten klinischen Studien zu extrem unreifen Frühgeborenen in England (EPICure) wurden 51 % (95 %-Konfidenzintervall [KI] 49 – 53 %) der Lebendgeborenen (n = 2034) bzw. 62 % (95 %–KI 59 – 64 %) der davon stationär aufgenommenen Kinder mit einem Gestationsalter von 22 bis 26 SSW (n = 1686) nach Hause entlassen [15]. Dabei lag die Überlebenschance mit 22 SSW bei 2 % (Lebendgeborene) bzw. 16 % (neonatologisch versorgte Patienten), mit 23 SSW bei 19 % bzw. 30 %, mit 24 SSW bei 40 % bzw. 47 % und mit 26 SSW bei 77 % bzw. 78 % [15]. Während 1995 lediglich 266 von 666 (40 %) stationär betreuten extrem unreifen Frühgeborenen zwischen 22 und 25 SSW entlassen wurden, waren es 2006 bereits 53 % (593 von 1115) [15]. 1995 verstarb die Mehrzahl dieser extrem unreifen Kinder während der ersten zwei Lebenstage überwiegend an einem respiratorischen Versagen. 2006 waren die Hauptursachen

die Nekrotisierende Enterokolitis und Infektionen, die dann im späteren Verlauf zum Versterben führten [15]. 41 % der überlebenden Kinder hatten zum Zeitpunkt der Entlassung keine ernsthaften gesundheitlichen Probleme (23 % mit 23 SSW, 50 % mit 26 SSW) [15].
Auch Daten aus dem *Vermont Oxford Neonatal Network*, einer Datenbank, in der jährlich mehr als 30 000 Frühgeborene mit einem Geburtsgewicht zwischen 500 und 1500 g erfasst werden, zeigen, dass die Sterblichkeit dieser Gruppe von 15 % im Jahr 2002 auf 12,5 % im Jahr 2009 gesenkt werden konnte [16].

1.6 Frühgeborene haben eine erhöhte post- und neonatale Morbidität

Sowohl die Unreife der Organe zum Zeitpunkt der (zu frühen) Geburt als auch der Geburtsmodus haben einen deutlichen Einfluss auf die Morbidität, die sich einerseits als Störung der postnatalen Adaptation an die extrauterinen Bedingungen manifestiert (postnatale Morbidität) und andererseits als eine direkte Schädigung der unreifen Organsysteme zu verstehen ist (neonatale Morbidität). Während für die postnatale Morbidität insbesondere das Atemnotsyndrom (ANS) und der Persistierende Ductus Arteriosus (PDA) von Relevanz sind, finden sich als neonatale Morbidität insbesondere folgende Erkrankungen: Nekrotisierende Enterocolitis (NEC), Fokale Intestinale Perforation (FIP), Retinopathie des Frühgeborenen (ROP), Intraventrikuläre Hirnblutung (IVH), Periventrikuläre Leukomalazie (PVL) und chronische Lungenerkrankung (BPD) – in der Summe als klassische »3-Buchstaben-Erkrankungen der Frühgeborenen« bezeichnet.

Postnatale Morbidität: Für das Verständnis dieser Erkrankungen ist das Konzept der graduellen Unreife hilfreich. Die Mehrzahl der Neugeborenen (ca. 60 %) wird nahe am Termin, d.h. in der 39. und 40. SSW, geboren – in dieser großen Gruppe liegt

die postnatale Morbidität lediglich bei ca. 8 %. Mit sinkendem Gestationsalter steigt die postnatale Morbidität und liegt in der 38. SSW und damit definitionsgemäß bei »reif geborenen« Kindern bei ungefähr 13 %. Am häufigsten sind respiratorische Störungen [18]; so ist das Risiko, mit 37 SSW wegen respiratorischer Störungen auf die neonatologische Intensivstation aufgenommen zu werden, verglichen mit der 40. SSW deutlich erhöht (relatives Risiko [RR] 2,3; 95 %-KI 1,9 – 3,0). Weitere Probleme sind eine Neugeborenensepsis (RR 2,9; 95 %-KI 2,1 – 4,0) und eine therapiepflichtige Hypoglykämie (RR 3,3; 95 %-KI 1,9 – 5,7). In der Konsequenz haben auch Kinder mit 37 SSW ein deutlich erhöhtes Risiko eines stationären Aufenthaltes von mehr als 5 Tagen (RR 2,7; 95 %-KI 2,0 – 3,5) [18]. Diese Daten werden auch von anderen Arbeitsgruppen bestätigt [19–21].
Diese Daten aus den USA sind auch für Deutschland repräsentativ [22]. Auswertungen der AOK PLUS Sachsen Thüringen belegen, dass für 30 % aller im Jahr 2005 geborenen Kinder im ersten Lebensjahr Kosten für eine stationäre Behandlung aufgetreten sind. Diese lagen im Mittel bei 7 247 Euro pro Kind. Je niedriger das Geburtsgewicht der Kinder war, umso größer war die Wahrscheinlichkeit, dass stationäre Kosten auftraten und umso höher waren diese [23].

Neonatale Morbidität: Bezüglich der neonatalen Morbidität gibt es Hinweise, dass es in den vergangenen Jahren zu einer leichten Abnahme der klassischen Erkrankungen Frühgeborener kam [16], allerdings werden diese Daten kontrovers diskutiert [13]. Die Reduktion der Mortalität führt dazu, dass mehr Kinder, die früher an den Komplikationen der neonatalen Morbidität verstarben, heute überleben. Gleichzeitig konnte die Häufigkeit einiger Erkrankungen deutlich reduziert werden, bei anderen Erkrankungen ist die Inzidenz relativ konstant.

2 Langzeitprobleme zu früh geborener Kinder

2.1 Das Frühgeborene – der »extrauterine Fetus«

Die zu frühe Geburt hat eine entwicklungsbiologische Unreife aller Organsysteme zur Folge. Diese werden einerseits den Anforderungen des extrauterinen Lebens funktionell noch nicht gerecht und andererseits muss ihre Entwicklung – die physiologischerweise intrauterin abläuft – unter extrauterinen Bedingungen erfolgen. Die resultierenden langfristigen Konsequenzen lassen sich heute lediglich in ersten Ansätzen erahnen. So führt die im Vergleich zu den intrauterinen Bedingungen deutlich höhere Sauerstoffkonzentration der Raumluft »relative Hyperoxie«), welcher der »extrauterine Fetus« ausgesetzt ist, zu einer Herunterregulierung wichtiger Steuergene (z.B. des Hypoxia Inducible Factor) in der Lunge, mit der Konsequenz einer beeinträchtigten bzw. unterbrochenen Alveolarisierung und Vaskularisierung – das Frühgeborene entwickelt eine »neue BPD« [24]. Ähnlich negative Auswirkungen anfänglich zu hoher Sauerstoffkonzentrationen sind für die Netzhautvaskularisierung bekannt – das klinische Korrelat ist die ROP.

Während die aus der funktionellen Organunreife resultierende postnatale bzw. neonatale Morbidität mittlerweile relativ gut therapierbar oder sogar vermeidbar ist, wächst erst langsam das Verständnis für die langfristig resultierenden Konsequenzen, die sich aus der extrauterinen Fetalentwicklung ergeben. Sowohl grundlegende wissenschaftliche Untersuchungen als auch epidemiologische Daten sind notwendig, um Konzepte für den Umgang mit dem »extrauterinen Feten« entwickeln zu können.

Die Folgen der funktionellen Unreife und der extrauterinen Bedingungen manifestieren sich in allen Organen. Trotzdem fokussierte sich die klinische Forschung, deren Ergebnisse in diesem

Kapitel kurz zusammengefasst werden, bisher überwiegend auf die respiratorischen Probleme, das Wachstum und die neurologische Entwicklung Frühgeborener. Ein weiterer für die Langzeitentwicklung wichtiger Aspekt, der in diesem Kapitel Beachtung findet, sind die psychosozialen Auswirkungen der zu frühen Geburt.

2.2 Chronische respiratorische Probleme zu früh geborener Kinder

Die unmittelbar postnatal auftretenden akuten respiratorischen Probleme zu früh geborener Kinder haben ihre Ursache häufig in der Unreife der pulmonalen Strukturen. Die langfristigen pulmonalen Auswirkungen der zu frühen Geburt, die sich klinisch als chronische Lungenerkrankung (Bronchopulmonale Dysplasie) manifestieren, lassen sich einerseits durch die Unreife der Lunge und andererseits durch die schädigenden Auswirkungen der (wahrscheinlich nicht immer notwendigen) medizinischen Interventionen erklären.

Definition: Die Bronchopulmonale Dysplasie (BPD) wurde bereits vor einem halben Jahrhundert von Northway als klassische Erkrankung stark beatmeter Neu- und kranker Frühgeborener beschrieben, die mit typischen radiologischen Veränderungen und histomorphologisch mit einem fibrotischen Umbau der Lunge einhergeht [25]. Als Ursachen wurden sowohl hohe inspiratorische Sauerstoffkonzentrationen als auch eine beatmungsassoziierte Schädigung der Lunge (Atelekto-/Volutrauma) angeschuldigt [26,27]. Ähnlich wie sich die Behandlung der Frühgeborenen in den vergangenen Dekaden änderte, wurde auch die Definition der BPD wiederholt modifiziert [28,29]. Teilweise waren röntgenologische Auffälligkeiten eine wichtige Voraussetzung für die Diagnosestellung [30], teilweise beruhte die Definition lediglich auf dem Sauerstoffbedarf am 28. Lebenstag oder in der 36. SSW [31, 32]. Nach der aktuell gültigen Definition haben alle Frühgeborenen eine BPD, die mehr als 28 Tage lang eine Sauerstoffsupplementation erhielten (d.h. mehr als 12 Stunden pro Tag eine FiO2 > 0,21) [24]. Der Schweregrad der BPD wird mit 36 SSW in mild (keine Sauerstoffsupplementation oder Atemunterstützung), moderat (FiO2 > 0,21, aber < 0,3) oder schwer (FiO2 > 0,3) unterteilt. Bei der Festlegung der Schweregrade sollte der »Bedarf« an Sauerstoffsupplementation mittels Auslassversuch objektiviert werden (physiologische Definition der BPD): Wird bei Kindern mit einer FiO2 < 0,3 die Sauerstoffsupplementation schrittweise reduziert, gilt der Sauerstoffbedarf als bewiesen, wenn bei diesem Vorgehen die Sättigung für 15 Sekunden unter 80 % bzw. für mehr als 5 Minuten zwischen 80 % und 89 % liegt [33].

Ätiologie: In der Vergangenheit bedingten insbesondere die hohen inspiratorischen Sauerstoffkonzentrationen (Radikalbildung, Sauerstofftoxizität) und das beatmungsassoziierte Trauma eine Verletzung des vulnerablen Lungengewebes. Die daraufhin einsetzenden Reparaturprozesse führten zu einem fibrotischen Umbau der pulmonalen Struktur [34,35]. Diese »alte« oder »klassische« BPD, wie von Northway beschrieben, war lange Zeit das typische Problem der Frühgeborenen. Durch optimierte Beatmungsstrategien, Einführung der pränatalen Lungenreifung und postnatalen Surfactanttherapie sowie durch Reduktion der Sauerstoffexposition konnte die »alte BPD« zum großen Teil verhindert werden, ohne dass sich jedoch die Inzidenz der BPD deutlich reduzieren ließ.

Grund dafür ist das Auftreten der »neuen BPD« die histologisch durch eine Rarifizierung der Alveolar- und Gefäßstruktur gekennzeichnet ist [36]. Ursächlich ist insbesondere die oben beschriebene »relative Hyperoxie« der die »extrauterinen Feten« ausgesetzt sind. Diese bedingt einen Arrest der Lungenentwicklung im sakkulären Stadium, in der Konsequenz können sich keine Alveolen entwickeln, die pulmonale Gasaustauschfläche ist deutlich reduziert. Zusätzlich sind maternale Faktoren, wie das Vorliegen einer Inflammation oder einer Präeklampsie, prädisponierend für eine »neue BPD« [37,38].

Mit den derzeitigen diagnostischen Möglichkeiten lassen sich »alte« und »neue« BPD noch nicht zufriedenstellend unterscheiden, obwohl diese Unterscheidung sowohl unter präventiven als auch therapeutischen Gesichtspunkten von Interesse wäre. Die aktuell gültige Definition (Sauerstoffsupplementation mit 36 SSW) beschreibt lediglich die Symptomatik, erlaubt aber keine Unterscheidung bezüglich der Ätiologie. Einen Hinweis auf die Genese könnte der respiratorische Verlauf in den ersten Lebenstagen bis -wochen bieten. Während einige Frühgeborene in den ersten Lebenstagen schwere respiratorische Probleme aufweisen – und wahrscheinlich eher eine »alte BPD« entwickeln –, sind andere Frühgeborene während der ersten Lebenstage relativ lungengesund und entwickeln erst im Laufe der ersten Lebenswochen einen zunehmenden Sauerstoffbedarf. Dieser stellt einen Anhalt für das Vorliegen einer »neuen BPD« dar [39]. Letzterer Verlauf wurde bereits vor einem halben Jahrhundert beschrieben, wenngleich nicht als »neue BPD«, sondern als Wilson-Mikity-Syndrom [40].

Inzidenz: Daten der EPICure-Studie aus England zeigen für das Jahr 2006 eine Häufigkeit der moderaten oder schweren BPD von 68 % (95 %-KI 65 –71 %) für alle Frühgeborenen zwischen 22 und 26 SSW, dabei steigt der Anteil mit sinkendem Gestationsalter. In dieser sehr unreifen Population gab es innerhalb von 10 Jahren keine Änderung der BPD-Inzidenz, obwohl im gleichen Zeitraum die Mortalität signifikant gesenkt werden konnte [15].

Genaue Angaben zur Inzidenz der BPD zu machen, ist relativ schwierig, da sich große Unterschiede zwischen einzelnen, sonst vergleichbaren Zentren finden. Selbst bei Verwendung einer einheitlichen (d.h. der »physiologischen«) Definition der BPD variiert deren Häufigkeit zwischen 9 % und 55 % der Frühgeborenen

< 1500 g [41]. Für Frühgeborene < 1250 g, die im Jahr 2006 in den USA geboren wurden, lag die Wahrscheinlichkeit, zu versterben bzw. eine BPD zu entwickeln, in den besten Zentren bei 31 % und in den schlechtesten Zentren bei 74 % [42]. In der Nivellierung dieser Unterschiede auf dem Niveau der besten Zentren liegt ein großes, bisher noch unzureichend beachtetes Potential für die Optimierung der Versorgung Frühgeborener [43–46].

Respiratorische Konsequenzen während der Kindheit: Die Datenlage bezüglich der klinischen Probleme, die während der ersten Lebensjahre mit der BPD assoziiert sind, ist eindeutig: Frühgeborene mit BPD haben häufiger respiratorische Infekte, entwickeln häufiger Asthma bronchiale (Odds Ratio [OR] 2,9; 95 %-KI 1,5 – 5,5) [47] und müssen häufiger wegen respiratorischer Infekte stationär behandelt werden (Frühgeborene mit 30 – 34 SSW ohne BPD 11,3 %, mit BPD 31 %) [48]. Die Rehospitalisierungsrate während der ersten zwei Lebensjahre für Frühgeborene < 32 SSW und < 1000 g (n = 4866) betrug für Kinder ohne BPD 24 % und war bei Kindern mit BPD deutlich höher (milde 27 %, moderate 33 %, schwere BPD 40 %) [49].
Mit zunehmendem Alter und Wachstum ist die Lunge immer besser in der Lage, die ursprüngliche Störung zum großen Teil zu kompensieren. Dementsprechend manifestieren sich die BPD-assoziierten Probleme im Kleinkind- und Schulalter überwiegend unter Belastung, d.h. während körperlicher Aktivität oder im Rahmen pulmonaler Infekte.
Die Messung verschiedener Lungenfunktionsparameter offenbart jedoch, dass zu früh geborene Kinder (ohne BPD) bereits am errechneten Geburtstermin eine deutlich niedrigere funktionelle Residualkapazität (FRC; 20,5 ± 3,5 ml/kg) haben als Termingeborene (22,4 ± 3,9 ml/kg) [50]. Diese atemphysiologischen Auffälligkeiten wurden in verschiedenen Studien in unterschiedlichen Altersgruppen reproduziert; Frühgeborene (mit, aber auch ohne BPD) waren immer am bzw. unter dem unteren Bereich der altersgerechten Normwerte [35].

Langfristige respiratorische Konsequenzen: Bisher sehr kontrovers diskutiert wird, ob diese Auffälligkeiten bis in das Erwachsenenalter persistieren oder ein gewisses »Aufholwachstum« erfolgt. In einer Zusammenfassung verfügbarer Studien zu den Auswirkungen der BPD zeigt sich, dass die Erwachsenen häufiger respiratorische Symptome (insbesondere unter Belastung) entwickeln und morphologische Veränderungen der Lungenarchitektur aufweisen [51]. Allerdings kommen diese Daten von Patienten, die in den 1970er und 1980er Jahren, d.h. in der Vorsurfactant-Ära, geboren wurden.

Ähnlich wie in den Lungenfunktionsuntersuchungen von Kindern und Jugendlichen haben Frühgeborene mit BPD auch im Erwachsenenalter eingeschränkte Lungenfunktionsparameter (forciertes exspiratorisches Sekundenvolumen [FEV1], Peak flow, forcierte Vitalkapazität [FVC]), die häufig im unteren Bereich der Norm liegen [51]. Die im späten Erwachsenenalter auftretende physiologische Reduktion der pulmonalen Kapazität startet bei diesen Patienten daher von niedrigeren Werten aus. In der Konsequenz ist zu befürchten, dass Frühgeborene – insbesondere bei Vorliegen weiterer Risikofaktoren, wie z.B. Rauchen – ein deutlich erhöhtes Risiko haben, im späteren Erwachsenen- oder Rentenalter eine chronisch-obstruktive Lungenerkrankung (COPD) zu entwickeln [51]. Diese Vermutung wird teilweise durch Daten von Broström und Mitarbeiter unterstützt. In einer Kohortenstudie wurden Frühgeborene (< 35 SSW bzw. < 2000 g Geburtsgewicht) der Geburtsjahrgänge 1925 – 1949 mit Termingeborenen dieser Jahrgänge (Früh- und Termingeborene zusammen: n = 6425) auf das Vorliegen von Asthma bzw. COPD im schwedischen Patientenregister in den Jahren 1987 – 2006 verglichen. Lediglich Frauen, die zur Geburt < 32 bzw. 33 – 36 SSW alt waren, hatten ein signifikant erhöhtes Risiko für Asthma (Hazard Ratio [HR] 5,67; 95 %-KI 1,73 – 18,6 bzw. 3,83; 95 %-KI 1,18 – 12,4) und COPD (HR 2,77; 95 %-KI 1,39 – 5,54 bzw. 1,95; 95 %-KI 1,00 – 3,83]), für zu früh geborene Männer fand sich diese Risikoerhöhung nicht [52]. Wenngleich auch die Ergebnisse bildgebender Verfahren [53] vermuten lassen, dass Frühgeborene im späten Erwachsenen- bzw. Rentenalter ein erhöhtes COPD-Risiko haben, können derzeit noch keine definitiven Aussagen gemacht werden, da die Frühgeborenen der Surfactant-Ära erst 20 Jahre alt sind. Allerdings sollte dieses potentielle Risiko der zu frühen Geburt eine adäquate gesundheitspolitische Beachtung finden [43,44].

Weitere, mit der BPD assoziierte Probleme: Das Risiko von Kindern mit einer BPD, später respiratorische Probleme zu entwickeln, ist offensichtlich. Wenig Beachtung fanden in der Vergangenheit andere, mit der BPD (kausal?) vergesellschaftete Langzeitprobleme dieser Kinder.

Das Vorliegen einer BPD ist ein unabhängiger Risikofaktor für das Auftreten neurologischer Probleme und sagt diese relativ gut voraus (Sensitivität 45 %, Spezifität 72 %) [54,55]. In einem Vergleich von Frühgeborenen < 1 000 g (n = 1 159), die zwischen Januar 2006 und Juni 2007 in verschiedenen US-amerikanischen Zentren betreut wurden, hatten 603 (52 %) eine moderate oder schwere BPD [56]. Von diesen hatten mit 18 – 22 Monaten signifikant mehr eine Zerebralparese (7 % vs. 2,1 %), eine spastische Quadriplegie (3,9 % vs. 0,9 %) sowie einen auffälligen kognitiven (49,7 % vs. 34 %) bzw. Sprach-Test (67,9 % vs. 40,1 %) als Frühgeborene ohne BPD. In einer multivariablen logistischen Regression war – neben dem Vorhandensein einer NEC (OR 3,35; 95 %-KI 1,42 – 7,91) und einer IVH bzw. PVL (OR 3,97; 95 %-KI 2,4 – 6,55) – die BPD (OR 2,41; 95 %-KI 1,4 – 4,13) der beste Prädiktor für schlechte kognitive Leistungen mit 2 Jahren [56]. Der negative Einfluss der chronischen Lungenerkrankung auf die neurologische Entwicklung lässt sich bis in das Erwachsenenalter nachweisen, ohne dass die Pathogenese letztlich verstanden ist [51].

Kinder mit BPD zeigen außerdem ein deutlich schlechteres Wachstum bzw. eine schlechtere Gewichtszunahme. Während nur 39,4 % bzw. 21,3 % der Frühgeborenen ohne BPD mit 18 – 22 Monaten für ihr Gewicht bzw. ihren Kopfumfang unter der 10. Per-

zentile lagen, waren es 49,8 % bzw. 30,4 % der Kinder mit BPD [56]. Als Ursache wird u.a. der erhöhte Energiebedarf für die vermehrte Atemarbeit vermutet und die Notwendigkeit einer entsprechenden Anreicherung der Nahrung diskutiert. Außerdem finden sich in mehreren Studien Hinweise auf ein schlechteres Wachstum von BPD-Patienten im Erwachsenenalter [51].
Bisher liegen nur wenige Daten zu den kardiovaskulären Auswirkungen einer BPD vor. Da insbesondere die neue BPD auch eine Erkrankung der kleinen Lungengefäße ist, sind kardiovaskuläre Auswirkungen sehr wahrscheinlich. Kinder mit sehr schwerer BPD und starkem fibrotischen Umbau der Lunge entwickeln häufig eine pulmonale Hypertension. Einzelne Messungen bei Kindern mit BPD zeigten leicht erhöhte pulmonale Blutdrücke, die Langzeitkonsequenzen und eventuell notwendige Therapiekonzepte sind bisher wenig untersucht.

2.3 Einfluss der zu frühen Geburt auf das Wachstum

Das letzte Trimenon der Schwangerschaft ist u.a. durch ein starkes Wachstum gekennzeichnet. Dabei wird der Fetus über die Plazenta mit den notwendigen Nährstoffen, Vitaminen und Spurenelementen versorgt. Die vorzeitige Unterbrechung der Schwangerschaft macht eine exogene Nährstoffzufuhr erforderlich; diese muss sich an den intrauterinen Verhältnissen, denen der Fetus normalerweise ausgesetzt wäre, orientieren und gleichzeitig den erhöhten Energiebedarf des extrauterinen Lebens sowie die funktionelle Unreife des Darmes berücksichtigen.

Gewicht und Kopfumfang als wichtige Messgrößen: Für die Beurteilung einer adäquaten extrauterinen Ernährung kommen überwiegend Körpergewicht und Kopfumfang zur Anwendung, deren Verlauf sich am intrauterinen Wachstum orientiert. Allerdings scheint die Messung des Kopf*volumens* bessere Aussagen zum Wachstum des Gehirns zu erlauben als die Messung des Kopf*umfanges* [57].

In der extrem unreifen Population der EPICure-Studie (22–26 SSW) lag das Gewicht zum Zeitpunkt der Entlassung bei 44 % (95 %-KI 41 – 48 %) der Kinder mehr als 2 Standardabweichungen (SD) unter dem Durchschnitt; je unreifer die Kinder zur Geburt waren, umso wahrscheinlicher hatten sie zur Entlassung ein unzureichendes Gewicht (23 SSW 57 %, 24 SSW 51 %, 25 SSW 43 %, 26 SSW 41 %) [15]. Gleiches galt für den Kopfumfang bei Entlassung: 46 %, 36 %, 25 % bzw. 20 % der Kinder mit 23, 24, 25 bzw. 26 SSW lagen zum Zeitpunkt der Entlassung mehr als 2 SD unter dem Durchschnitt [15].
In einer Nachuntersuchung von 280 Frühgeborenen < 32 SSW im Alter von 7 Jahren war diese Gruppe nicht nur deutlich leichter und kleiner als eine Kontrollgruppe Termingeborener, sondern hatte auch einen geringeren Kopfumfang und BMI [58]. Diese Unterschiede scheinen sich jedoch im weiteren Verlauf teilweise zu nivellieren. In einer Längsschnittstudie, die das Wachstum extrem unreifer Frühgeborener (< 28 SSW) im Alter von 2, 5, 8 und 18 Jahren (n = 225) untersucht und mit einer entsprechenden Kontrollgruppe (n = 253) verglichen hat, wurde der Gewichtsunterschied zwischen den beiden Gruppen immer geringer, der Längenunterschied blieb jedoch relativ konstant [59]. Im Alter von 18 Jahren betrugen der Gewichtsunterschied -0,38 SD (95 %-KI -0,67 – -0,09) und der Längenunterschied -0,73 SD (95 %-KI -0,97 – -0,5), während sich kein Unterschied im BMI (-0,03 SD; 95 %-KI -0,31 – 0,25) fand [59]. Der BMI unterscheidet sich auch im Erwachsenenalter nicht zwischen Früh- und Termingeborenen, so die Ergebnisse einer Metaanalyse von 13 Studien (n = 1388 Frühgeborene, mittleres Alter 39,4 Jahre) [60].

Wachstum und neurologische Entwicklung: In Langzeituntersuchungen war eine schlechte Gewichtszunahme bzw. unzureichendes Kopfwachstum während des initialen stationären Aufenthaltes mit einer schlechteren neurologischen Prognose assoziiert; die besten Langzeitergebnisse hatten Kinder mit einer täglichen Gewichtszunahme während des stationären Aufenthaltes von ca.

22 g/kg Körpergewicht [61]. Auch im Alter von 7 Jahren waren ein geringer Kopfumfang und eine geringe Körperlänge bei zu früh geborenen Jungen die besten Prädiktoren für das schlechte Abschneiden bei neuropsychologischen und motorischen Entwicklungstests, bei Mädchen war es ausschließlich der geringe Kopfumfang [58]. Im Ergebnis einer multiplen Regressionsanalyse war der Kopfumfang zum Zeitpunkt der Untersuchung der beste Prädiktor für den neurologischen Zustand [58].

Interessanterweise ist bei Frühgeborenen weniger das ursprüngliche Geburtsgewicht, sondern vielmehr der Gewichtsverlauf während der ersten Lebensmonate von prognostischer Relevanz. SGA-Frühgeborene, die im Alter von 2 Jahren mit ihrem Gewicht über der 10. Perzentile lagen, hatten deutlich bessere neurologische Testergebnisse als SGA-Frühgeborene ohne Aufholwachstum [62]. Dieser Einfluss des Wachstums auf die neurologische Entwicklung Frühgeborener scheint sich auch bei Erwachsenen fortzusetzen, allerdings ist die Datenlage relativ spärlich [60].

Gefahr des metabolischen Syndroms: Viele extrem unreife Frühgeborene wachsen – bedingt durch schwere Krankheit, Darmprobleme und Ähnliches – insbesondere während der ersten Lebenswochen nicht auf ihrer Geburtsperzentile. Ob nach Stabilisierung des Gesundheitszustandes ein Aufholwachstum anzustreben ist oder die Kinder weiter auf ihrer aktuellen Perzentile wachsen sollen, wird derzeit – unter Berücksichtigung eventueller langfristiger metabolischer Konsequenzen – kontrovers diskutiert [63].

Ein langsames Aufholwachstum scheint für die neurologische Entwicklung von Vorteil zu sein [62]. Im Vergleich zu einer Standardernährung wird durch eine proteinreichere Ernährung (75 vs. 68 kcal / 100 ml) bis zu einem korrigierten Alter von 6 Monaten ein besseres Kopfwachstum bei gleichzeitiger fettfreier Gewichtszunahme erreicht [64].

Verschiedene Autoren diskutieren jedoch die durch die Arbeit von Barker inspirierte Annahme, zu früh geborene (und insbe-

sondere SGA) Kinder hätten ein erhöhtes Risiko, ein metabolisches Syndrom zu entwickeln [65–68]. Wenngleich die Erklärungen nachvollziehbar sind, ist die Datenlage nicht ganz eindeutig. In einer großen Metaanalyse von Studien zu dieser Fragestellung fanden sich für Frühgeborene im Erwachsenenalter (mittleres Alter 37 Jahre) lediglich signifikant höhere systolische (n = 13 Studien, n = 1 856 Frühgeborene, Unterschied 4,2 mmHg; 95 %-KI 2,8 – 5,7) und diastolische Blutdrücke (n = 11 Studien, n= 1 546 Frühgeborene, Unterschied 2,6 mmHg; 95 %-KI 1,2 – 4,0) [60]. Die Unterschiede waren bei Frauen deutlicher ausgeprägt als bei Männern. Wenngleich die genannten Unterschiede eher gering erscheinen, argumentieren die Autoren mit Ergebnissen klinischer Studien, in denen eine Senkung des Blutdruckes um 2 mmHg das Herzinfarktrisiko um 6 % und das Schlaganfallrisiko um 15 % reduzierte [60].
In der Metaanalyse fanden sich keine Unterschiede bezüglich anderer metabolischer Parameter (Glukose, Insulin, Cholesterin, Triglyzeride), lediglich der Plasmaspiegel des LDL-Cholesterins war bei Frühgeborenen im Erwachsenenalter erhöht [60]. In einer weiteren Übersichtsarbeit wird über Hinweise berichtet, dass Frühgeborene im Erwachsenenalter eine reduzierte Knochendichte und einen auffälligen Glukosetoleranztest haben [69]. Beide Aspekte sind von wissenschaftlichem Interesse, bedingt durch die geringe Fallzahl ist die klinische Aussagekraft aber gering.

2.4 Neurologische Entwicklung zu früh geborener Kinder

Die Langzeitentwicklung Frühgeborener wird ganz maßgeblich durch die neurologische Entwicklung beeinflusst [70]. Werden alle schweren neurologischen Probleme während der ersten Lebensjahre zusammengefasst, so finden sich bei ca. 0,05 % aller Termingeborenen Auffälligkeiten; diese Zahl erhöht sich für Frühgeborene auf knapp 5% (30 SSW) bis ca. 40% (25 SSW) [11].

Bei der Interpretation der sehr umfangreichen Datenlage ist zu unterscheiden, zu welchem Zeitpunkt bei welcher Patientenpopulation welche Parameter untersucht wurden: zerebrale Bildgebung, entwicklungsneurologische Testung, Beeinträchtigung des täglichen Lebens, schulische Leistungen oder subjektiv von den Kindern bzw. Eltern eingeschätzte Lebensqualität. Außerdem muss berücksichtigt werden, dass intellektuelle Fähigkeiten und manuelle Fertigkeiten in großem Maße durch die sozioökonomischen Verhältnisse der Familien beeinflusst werden [71].

Während die neurologische Entwicklung zunächst maßgeblich durch somatische Risiken (Hirnblutungen, PVL etc.) bestimmt wird, sinkt deren Einfluss im Laufe der Entwicklung. Dafür nimmt die Effektstärke der Umfeldrisiken (elterliche Kompetenzen, Eltern-Kind-Interaktion etc.) deutlich zu. Diese entscheiden im weiteren Verlauf auch darüber, wie somatische Entwicklungsrisiken kompensiert werden können (Abb. 1).

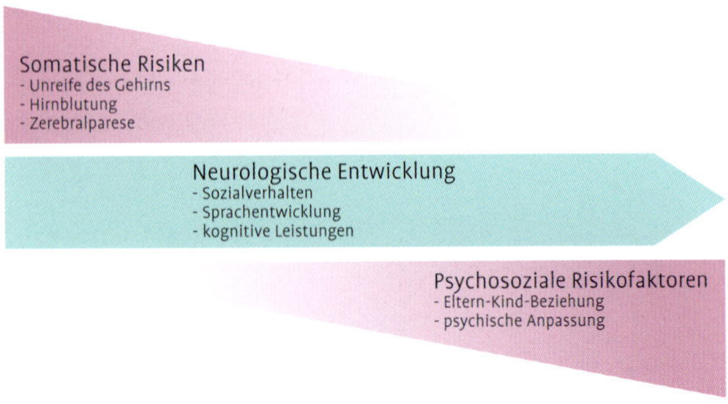
Somatische Risiken
- Unreife des Gehirns
- Hirnblutung
- Zerebralparese
Neurologische Entwicklung
- Sozialverhalten
- Sprachentwicklung
- kognitive Leistungen
Psychosoziale Risikofaktoren
- Eltern-Kind-Beziehung
- psychische Anpassung

Abb. 1 Beeinflussung der neurologischen Langzeitentwicklung durch somatische Risiken bzw. psychosoziale Risiken.

Zerebrale Bildgebung: Auswirkungen der zu frühen Geburt auf die neurologische Langzeitentwicklung sind während der ersten Lebensmonate nur schwer vorauszusagen, daher hat sich die zerebrale Bildgebung als Surrogatparameter eines erhöhten Risikos für eine Störung der neurologischen Entwicklung in der klinischen Praxis etabliert [72].

Entsprechend einer Metaanalyse verschiedener Studien hat ein unauffälliger Ultraschallbefund in der Neonatalperiode einen positiven prädiktiven Wert (PPW) von 94% (95-KI 92–96%) für eine unauffällige neuromotorische Entwicklung und einen PPW von 82% (95%-KI 79–85%) für eine normale kognitive Funktion [73]. Jedoch wurden 13% (95%-KI 11–15%) der sehr unreifen (22–26 SSW) Frühgeborenen der EPICure-Studie mit schweren Auffälligkeiten im Schädelultraschall entlassen; dabei waren die Unterschiede zwischen den Gestationsaltersklassen eher marginal [15]. Bei Kindern mit einer IVH 1. bzw. 2. Grades lag die Wahrscheinlichkeit von motorischen Störungen bei 9% (95%-KI 4–22%), mit einer IVH 3. Grades bei 26% (95%-KI 13–45%) und mit einer IVH 4. Grades bei 53% (95%-KI 29–76%) [73]. Bei Vorliegen einer Ventrikelerweiterung lag die Wahrscheinlichkeit einer gestörten motorischen Entwicklung bei 22% (95%-KI 17–28%) und bei einem posthämorrhagischen Hydrozephalus bei 27% (95%-KI 10–56%). Bei einer zystischen Periventrikulären Leukomalazie betrug die Wahrscheinlichkeit einer Zerebralparese 74% (95%-KI 42–92%).

Neben den Ultraschalluntersuchungen, die Aussagen zum Vorliegen einer Hirnblutung bzw. periventrikulären Leukomalazie erlauben, ist die zerebrale Bildgebung mittels MRT für die morphologische Beurteilung des Gehirnes Frühgeborener von zunehmender Bedeutung – wenngleich sie derzeit noch überwiegend unter wissenschaftlichen und weniger unter klinischen Gesichtspunkten durchgeführt wird.

Entsprechend einer Zusammenfassung der Ergebnisse klinischer Studien zu dieser Thematik haben MRT-Auffälligkeiten in der weißen Substanz einen PPW von 35 % (95 %-KI 19–55 %) für motorische und von 52 % (95 %-KI 36–67 %) für kognitive Störungen [73]. Die MRT-Befunde zum errechneten Termin korrelieren auch mit den Ergebnissen entwicklungsneurologischer Untersuchungen im Alter von 5 Jahren, sie ersetzen die entwicklungsneurologische Beobachtung jedoch nicht [74].

In einem Vergleich von Ultraschall und MRT-Bildgebung zum errechneten Geburtstermin (durchgeführt an 72 extrem unreifen Frühgeborenen < 27 SSW) zeigten sich bei 17 % Auffälligkeiten in der weißen und bei 11 % in der grauen Substanz. Frühgeborene mit einem zu diesem Zeitpunkt unauffälligen Ultraschallbefund (ca. 40 %) hatten im MRT entweder keine (64 %) oder lediglich milde (36 %) Auffälligkeiten in der weißen Substanz und keine Auffälligkeiten in der grauen Substanz. Die Autoren argumentieren daher, dass bei Frühgeborenen keine routinemäßigen kraniellen MRT-Untersuchungen indiziert sind [75]. Zwei Einschränkungen ihrer Studienergebnisse betonen die Autoren jedoch: Die Aussagen treffen lediglich auf die Untersuchung mittels konventioneller MRT zu, außerdem wurden keine Aussagen zu Auffälligkeiten im Kleinhirn gemacht, da die Ultraschalluntersuchung lediglich durch die große Fontanelle erfolgte. Welche Möglichkeiten neuere MRT-Untersuchungen (wie z.B. das fMRT) eröffnen, bleibt abzuwarten.

Ein wichtiger und oftmals wenig beachteter Aspekt sollte jedoch bei der Interpretation der Bildgebungsbefunde berücksichtigt werden: Eine Extrapolation der morphologischen Veränderungen auf die neurologische Entwicklung ist nur sehr eingeschränkt möglich. Daher kann das Auftreten unklarer Befunde, die als »kontrollbedürftig« beurteilt werden, zu einer sehr starken Verunsicherung der Eltern führen – eine Nebenwirkung der Bildgebung, die bereits bei der Indikationsstellung berücksichtigt werden sollte [76,77].

Entwicklungsneurologische Testungen: Eine Zusammenfassung von Studien (n = 1 556 Frühgeborene) ergab deutlich niedrigere kognitive Scores (mittlerer Unterschied 10,9; 95%-KI 9,2 – 12,5) bei den untersuchten Frühgeborenen [78]. Die Häufigkeit von entwicklungsneurologischen Auffälligkeiten (bei Nachuntersuchungen im Alter von 30 Monaten bis 11 Jahren) lag in verschiedenen Studien bei Frühgeborenen < 27 SSW zwischen 21% und 35% [79]. In einer Nachuntersuchung mit 2 Jahren von Frühgeborenen < 1500 g (n = 142), die 2006 in einem deutschen Perinatalzentrum betreut worden waren, wiesen 60% normale kognitive Fähigkeiten auf und waren 18% der Kinder kognitiv schwer behindert [80].

Im Vergleich zu den schlechten Entwicklungsergebnissen der extrem unreifen Frühgeborenen zeigen späte Frühgeborene bei Nachuntersuchungen bessere Ergebnisse, die jedoch immer noch unter denjenigen von Termingeborenen liegen. In einer Untersuchung an 139 445 Kindern (> 29 SSW, Geburtsjahre 2000 – 2004) lag die Rate von Entwicklungsauffälligkeiten bei 9,5% und die Häufigkeit von Krämpfen bei 1,3%. Je niedriger das Gestationsalter war, desto höher war die Rate an Auffälligkeiten bzw. Krämpfen (30 – 33 SSW: 18,7% bzw. 4,2%; 34 – 36 SSW: 12,2% bzw. 1,4%; 37 – 41 SSW: 9,2% bzw. 1,2%) [21].

Die neurokognitive Entwicklung Frühgeborener wird durch verschiedene Aspekte beeinflusst. Neben den bereits beschriebenen sozioökonomischen Faktoren spielt auch die mütterliche Ängstlichkeit eine große Rolle. Kinder, deren Mütter während des Aufenthaltes auf der Intensivstation als besonders ängstlich getestet wurden, zeigten im Alter von 2 Jahren signifikant schlechtere Ergebnisse in der kognitiven und psychomotorischen Entwicklung [81]. Zumindest für späte Frühgeborene (35 – 36 SSW) war es unerheblich, ob sie postnatal intensivmedizinisch behandelt wurden; die Häufigkeit neurologischer Auffälligkeiten im Alter von 3 Jahren unterschied sich nicht von einer Kontrollgruppe ohne intensivmedizinische Behandlung [82]. Die kognitiven Leistungen von Frühgeborenen zeigen bereits mit 12 Monaten Auffälligkeiten bei bilingualen Eltern – allerdings könnten diese Studienergebnisse auch durch den sozioökonomischen Hintergrund der bilingualen Eltern beeinflusst sein [83]. Interessant ist auch, dass sich in der Wahrnehmung von Eltern Frühgeborener (> 29 SSW) der Gesundheitszustandes ihres Kindes nicht von demjenigen Termingeborener unterscheidet, während sie die Entwicklung ihres Kindes als signifikant schlechter beurteilen [84].

Motorische Auffälligkeiten: Ein wichtiger Parameter für die Beurteilung der neonatologischen Versorgungsqualität ist das Auftreten von Zerebralparesen (CP). Während ein deutlicher Zusammenhang von niedrigem Gestationsalter und steigender Häufigkeit einer CP existiert, ist nicht ganz eindeutig, wie sich die Inzidenz im Laufe der vergangenen Jahrzehnte verändert hat [79].

In der oben aufgeführten Nachuntersuchung eines deutschen Perinatalzentrums hatten 61 % der Frühgeborenen (< 1 500 g) unauffällige motorische Testergebnisse, 18 % waren schwer körperlich behindert und 6 % hatten eine CP [80]. Das Auftreten einer CP beschränkt sich jedoch nicht nur auf extrem unreife Frühgeborene, auch späte Frühgeborene haben – verglichen mit Termingeborenen – ein erhöhtes CP-Risiko. In der ebenfalls bereits erwähnten Untersuchung an 139 445 Kindern lag die CP-Rate bei 2,5 %; sie stieg mit sinkendem Gestationsalter signifikant an (37 – 41 SSW: 2 %, 34 – 36 SSW: 7,3 %, 30 – 33 SSW: 17,7 %) [21]. Damit war das Risiko einer CP bei späten Frühgeborenen (34 – 36 SSW) 3-fach (95 %-KI 2,54 – 4,52) und bei moderaten Frühgeborenen (30 – 33 SSW) 8-fach (95 %-KI 5,38 – 11,51) erhöht [21]. Neben den mit einer CP assoziierten Auffälligkeiten finden sich bei Frühgeborenen weitere motorische Probleme, wie z.B. Auffälligkeiten in der Feinmotorik.

Schulleistungen: Die im Jahre 1985 geborenen und neonatologisch behandelten Frühgeborenen, die in der Bayerischen Entwicklungsstudie untersucht wurden, wiesen bei der Testung im 9. Lebensjahr mehr Probleme mit dem Lesen (ca. 30 % vs. 8 %) und dem Rechnen (ca. 35 % vs. 8 %) auf als Termingebo-

rene der Vergleichsgruppe, wobei die intellektuellen Fähigkeiten sowohl durch das Gestationsalter als auch die Sozialschicht der Eltern bestimmt wurden, beide Einflüsse addieren sich [71]. Nur 40 % der sehr früh geborenen Kinder gingen in die altersgemäße Klasse (vs. 85 % der Kontrollkinder), 11,4 % erhielten besondere Hilfen (7,1 %) und 22,8 % besuchten Sonderschulen (1,5 %) [71]. Diese Daten werden auch durch Studien bestätigt, in welchen Kinder aus den 1990er Jahren untersucht wurden [79]. Extrem unreife Frühgeborene (< 26 SSW, n = 219), die 1995 geboren und mit 11 Jahren nachuntersucht wurden, wiesen deutlich niedrigere Werte für ihre kognitiven Fähigkeiten, im Lesen und im Rechnen auf [85]. 40 % der Frühgeborenen (vs. 1,3 % der Termingeborenen) hatten schwere kognitive Beeinträchtigungen (OR 50; 95 %-KI 12 – 206). Nach der Einschätzung der Lehrer hatten 50 % der Frühgeborenen (5 % der Termingeborenen) unterdurchschnittliche Schulleistungen (OR 18; 95 %-KI 8 – 41).
In einer Längsschnittstudie an moderaten bzw. späten Früh- und an Termingeborenen aus den 1990er Jahren (32 – 33 SSW: n = 203; 34 – 36 SSW: n = 767; > 36 SSW: n = 13 671) wurden die (vor)schulischen Fähigkeiten in der Vorschule, der 1., 3. und 5. Klasse untersucht. Die moderaten Frühgeborenen hatten zu allen vier Zeitpunkten signifikant schlechtere Leistungen im Vergleich zu den Termingeborenen, die späten Frühgeborenen wiesen nur in der Vorschule und der 1. Klasse schlechtere Lese- und Rechenleistungen auf, in der 3. bzw. 5. Klasse fanden sich keine signifikanten Unterschiede mehr [86]. Unklar ist, ob sich diese Nivellierung der Unterschiede durch eine stärkere zusätzliche Unterstützung erklären lässt oder ob die verwendeten Tests unzureichend waren, um funktionelle Unterschiede zu diskriminieren. Auch in einer ähnlich angelegten britischen Studie, in der 2000/2001 geborene Kinder (n = 18 818) u.a. mit 3, 5 und 7 Jahren nachuntersucht werden, fanden sich mit abnehmendem Gestationsalter deutlich schlechtere kognitive Leistungen. Unterschiede zu Termingeborenen (39 – 40 SSW) traten dabei schon in der Gruppe der frühen Termingeborenen (37 – 38 SSW) auf; sie

hatten ein um 20% erhöhtes Risiko, bei mindestens zwei Subtests auffällig zu sein, während das Risiko, bei sieben Subtests auffällig zu sein, bei sehr unreifen Frühgeborenen (< 32 SSW) um 40 – 140% erhöht war [87].
Interessanterweise sind in vielen Studien insbesondere die mathematischen Leistungen beeinträchtigt, was einige Autoren zu der Spekulation veranlasste, die Ursache in einer Beeinträchtigung spezifischer Hirnareale zu suchen [85]. Aktuelle Untersuchungen von Wolke und Mitarbeiter bestätigen den Befund der schlechteren Mathematikleistungen mit niedrigerem Gestationsalter, allerdings waren die Leistungen umso schlechter, je komplexer die Aufgabenstellung war, so dass die Autoren eine andere Interpretation dieser Befunde anbieten [88]. Je komplexer eine Aufgabenstellung ist, umso größer sind einerseits die benötigte kortikale »Rechenkapazität« und andererseits die Anforderung an das koordinierende kognitive Netzwerk. Sowohl die kortikale »Rechenkapazität« des Gehirns als auch die notwendigen Verschaltungen, so das Argument der Autoren, sind mit sinkender Reife des Gehirnes immer schwächer ausgeprägt, was einerseits die Probleme der Frühgeborenen mit mathematischen Aufgabenstellungen und komplexeren Anforderungen erklärt [88]. Andererseits erklärt diese Interpretation auch, warum sich durch Schulung bzw. Training die Leistungsfähigkeit verbessert; Frühgeborene, die termingerecht eingeschult werden, können die gleichen Schulergebnisse erzielen wie Frühgeborene, die ein Jahr später eingeschult werden, allerdings benötigen sie dafür deutlich mehr Lernunterstützung [85].

Neurologische Leistungen im Erwachsenenalter: In den Jahren 1977 – 1979 zu früh geborene Kinder (n = 242, mittleres Gestationsalter 29,7 SSW) hatten – verglichen mit einer Kontrollgruppe Termingeborener (n = 233) – weniger häufig einen High-School-Abschluss (74% vs. 83%) und häufiger einen niedrigen (< 86) IQ (49% vs. 33%) bzw. mussten häufiger eine Schulklasse wiederholen (40% vs. 27%) [89].

Sonstige neurologische Probleme: Eine typische neurologische Erkrankung Frühgeborener ist die **Retinopathie** (ROP). Ihre Häufigkeit (> Stadium 2) bei extrem unreifen Frühgeborenen (23, 24, 25 bzw. 26 SSW) liegt bei 42 %, 36 %, 21 % bzw. 11 % [15].

Eltern von Frühgeborenen geben häufig an, dass diese eine **auffällige Stimme** haben. So zeigte sich in einer Nachuntersuchung von 67 Frühgeborenen (< 26 SSW) bei 58 % eine moderate bis schwere Heiserkeit. Das Risiko einer Heiserkeit war insbesondere bei Mädchen (OR 3,46; 95 %-KI 1,12 – 10,62) und nach mehr als fünf Intubationen deutlich erhöht (OR 6,96; 95 %-KI 2,07 – 23,4) [90].

Frühgeborene weisen im Alter von 9 Monaten vermehrte Probleme bei der **Nahrungsaufnahme** auf. Von 47 Frühgeborenen (< 1 500 g) hatten 17 % (vs. 2 % der Termingeborenen) zu diesem Zeitpunkt noch immer eine unzureichende posturale Kontrolle – eine wichtige Voraussetzung für eine ungestörte Nahrungsaufnahme. Während es kaum Unterschiede bezüglich des Trinkens gab, war die Aufnahme von fester Nahrung bei den Frühgeborenen häufiger problematisch [91].

Interessanterweise unterscheidet sich die eigene Beurteilung der **Lebensqualität** sehr früh geborener Jugendlicher von der Beurteilung durch die Eltern. Die größten Unterschiede bestehen bei den emotionalen Komponenten, weniger bei den objektiv beurteilbaren neurologischen Einschränkungen [92].

2.5 Psychosoziale Auswirkungen der zu frühen Geburt

Die vorzeitige Beendigung der Schwangerschaft und die Notwendigkeit einer intensivmedizinischen Betreuung nach der Geburt stellen die Eltern und ihre Kinder vor vielfältige Herausforderungen: Der präpartal ablaufende physiologische Prozess der Elternwerdung ist vorzeitig unterbrochen, die postnatal kritische

Situation ihres Kindes mit der Notwendigkeit einer intensivmedizinischen Versorgung stellt eine emotionale Stresssituation dar, die morphologische Unreife der Kinder verhindert eine konsistente Reaktion auf die elterlichen Signale. In der Konsequenz gestaltet sich der Bindungsaufbau problematisch und die intuitiven elterlichen Kompetenzen können sich nur eingeschränkt entwickeln [93, 94].
Eine detaillierte Beschreibung der resultierenden Probleme für die psychosoziale Entwicklung Frühgeborener sowie der Möglichkeiten der Intervention findet sich im 3. Band von **Neonatologie im Detail** (Reichert und Rüdiger: Psychologisch-sozialmedizinische Versorgung von Eltern Frühgeborener [95]). Im folgenden Abschnitt werden lediglich die wichtigsten, für die Langzeitbetreuung relevanten Studienergebnisse zusammengefasst.
Wichtig für die Interpretation dieser Langzeitergebnisse und die Suche nach Präventionsmöglichkeiten ist, dass im Laufe der Entwicklung die Bedeutung der somatischen Risiken (Hirnblutung etc.) ab- und die Effektstärke der Umfeldrisiken (Qualität der Eltern-Kind-Beziehung, psychische Anpassung der Eltern etc.) zunimmt (Abb. 1, S. 28). Demnach sind die psychische Anpassung der Eltern an die Frühgeburt und die Qualität der Eltern-Kind-Beziehung bedeutende Faktoren für spätere Auffälligkeiten des Sozialverhaltens, kinderpsychiatrische Störungen, die Sprachentwicklung und die kognitive Leistung (vor allem bei Kindern mit geringen und mittleren somatischen Risikofaktoren).

Verhaltensstörungen: In der Bayerischen Entwicklungsstudie hatten Frühgeborene signifikant mehr Aufmerksamkeitsstörungen, Probleme im Sozialverhalten und schizoide Verhaltensweisen, auch deren Eltern berichteten mehr als doppelt so häufig über Verhaltensprobleme ihrer Kinder (14,2 % vs. 7,0 %) [71]. Dieses Ergebnis wird durch andere Untersuchungen bestätigt, demnach haben zu früh geborene Kinder ein 2,6- bis 4-fach erhöhtes Risiko für Aufmerksamkeitsdefizite bzw. Hyperaktivität [79]. Entsprechend einer weiteren Metaanalyse verschiedener Studien

weisen Frühgeborene außerdem häufiger ein externalisierendes bzw. internalisierendes Verhalten auf und haben ein deutlich erhöhtes Risiko, später eine ADHS (Aufmerksamkeitsdefizit-/Hyperaktivitätsstörung) zu entwickeln (RR 2,64; 95 %-KI 1,85 – 3,78) [78].
Da in vielen Studien Kinder mit einem niedrigen Geburtsgewicht (und nicht unbedingt niedrigem Gestationsalter) eingeschlossen wurden, stellte sich die Frage, ob Termingeborene mit einem niedrigen Geburtsgewicht (SGA-Kinder) auch ein erhöhtes Risiko für Verhaltensauffälligkeiten im Vorschulalter zeigen. In einer Untersuchung an 550 Termingeborenen (ca. 50 % SGA-Kinder) zeigten sich im Alter von 3,5 Jahren keine Unterschiede bezüglich Verhaltensauffälligkeiten [96].

Auswirkungen im Erwachsenenalter: Frühgeborene wiesen im jungen Erwachsenenalter einen geringeren Alkoholkonsum auf, waren seltener kriminell auffällig und hatten deutlich weniger sexuelle Kontakte als eine gleichaltrige Kontrollgruppe [79,89,97,98]. In einer Nachuntersuchung von 20 Jahre alten, zwischen 1977 und 1979 zu früh geborenen Erwachsenen (< 1 500 g, n = 241) wiesen Männer – verglichen mit einer Kontrollgruppe – keine Verhaltensauffälligkeiten auf, Frauen hatten hingegen eine höhere Rate an Internalisierung (30 % vs. 16 %) und deutlich weniger Kontakte mit Freunden bzw. Familienangehörigen [98]. Die Selbsteinschätzung des Gesundheitszustandes unterschied sich nicht von derjenigen einer gleichaltrigen Kontrollgruppe; 15 % vs. 11 % beurteilten ihn als »exzellent« 27 % vs. 34 % als »durchschnittlich« und 12 % vs. 13 % als »schlecht« [99].
In einer schwedischen Kohortenstudie der Geburtsjahrgänge 1973 – 1979 (n = 545 628) stieg das Risiko einer stationären Aufnahme wegen psychiatrischer Probleme mit abnehmendem Gestationsalter (5,2 % bei 24 – 28 SSW, 3,5 % bei 29 – 32 SSW) und war auch bei den frühen Termingeborenen noch leicht erhöht [100].

3 Vorsorge- und Präventionsmaßnahmen in der ambulanten Weiterbetreuung

Das Ziel der neonatologischen Betreuung von Frühgeborenen ist es, dem »extrauterinen Fetus« Bedingungen zu schaffen, die der intrauterinen Situation nahekommen und gleichzeitig dem extrauterinen Leben gerecht werden. Mit dieser Zielstellung beginnen verschiedene prophylaktische Interventionen bereits unmittelbar nach der Geburt während der stationären Betreuung. Mit Erreichen des errechneten Geburtstermins und der Entlassung in die ambulante Weiterbetreuung wäre zu vermuten, dass die frühgeborenen Kinder einen Entwicklungsstand erreicht haben, der eine besondere Unterstützung überflüssig macht – damit würde ihre ambulante Weiterbetreuung der von Termingeborenen ähneln.

Frühgeborene weisen jedoch, bedingt durch die Entwicklung in einer extrauterinen Umgebung (und teilweise auch durch eine behandlungsbedingte Schädigung) Besonderheiten auf, die eine besondere Prävention auch über den errechneten Geburtstermin hinaus erforderlich machen. Die Datenlage bezüglich der empfohlenen Interventionen wird im folgenden Kapitel zusammengefasst und daraus werden Empfehlungen für die ambulante Betreuung gezogen.

3.1 Ernährung

Der noch immer hohe Anteil von zu früh geborenen Kindern, die bei Entlassung aus der stationären Behandlung mit ihrem Gewicht deutlich unter der Geburtsgewichtsperzentile liegen, verdeutlicht die Notwendigkeit, eine adäquate Kalorienzufuhr insbesondere (aber nicht ausschließlich) während des stationären Aufenthaltes sicherzustellen.

Stationärer Aufenthalt: Die Muttermilch stellt auch für Frühgeborene die optimale Nahrung dar, allerdings wird der Energiegehalt der Muttermilch dem erhöhten Bedarf Frühgeborener nicht gerecht. Daher erfolgt eine spezielle Anreicherung mit Fortifiern (bzw. die Kinder erhalten eine Spezialnahrung, falls keine Muttermilch vorhanden ist). Für eine individuell adaptierte Ernährung wäre es notwendig, sowohl den Energiegehalt der jeweiligen Muttermilch als auch den aktuellen Energiebedarf des einzelnen Kindes zu kennen.
Der **Energiegehalt** der Muttermilch (und auch ihre Zusammensetzung) weist, je nach postpartalem bzw. postkonzeptionellem Alter, eine große Varianz auf (64,8 ± 0,5 bis 86,6 ± 1,9 kcal/dl) [101]. Um diesen individuellen Gegebenheiten gerecht zu werden, wäre – im Gegensatz zur aktuell gehandhabten Praxis der fixen Anreicherung der Muttermilch – eine bettseitige Analyse der Zusammensetzung der Muttermilch und eine an den aktuellen Werten individuell adaptierte Anreicherung empfehlenswert. Während mittlerweile die technischen Voraussetzungen für dieses Vorgehen gegeben sind, fehlen noch valide Daten aus klinischen Studien, um es allgemein empfehlen zu können. Derzeit wird die Energiezufuhr entweder durch eine Veränderung der Anreicherung variiert, wobei die resultierende Osmolarität der Nahrung der limitierende Faktor ist [102], oder durch die Nahrungsmenge, welche durch die Nahrungsverträglichkeit bzw. die Gefahr der Flüssigkeitsüberladung begrenzt ist.
Der aktuelle **Energiebedarf** des Frühgeborenen berechnet sich aus dem Grundumsatz und dem zusätzliche Bedarf, z.B. durch vermehrte Atemarbeit bei Kindern mit chronischer Lungenerkrankung. Der Zusatzbedarf kann jedoch inter- bzw. intraindividuell sehr stark variieren. Derzeit fehlen Parameter, die eine Bestimmung des Energiebedarfs in der klinischen Routine ermöglichen, so dass sich die Nahrungszufuhr am Gedeihen der Kinder orientiert. Die Gewichtszunahme sollte ein perzentilengerechtes Wachstum ermöglichen, eine tägliche Gewichtszunahme von

20–25 g/kg Körpergewicht ist mit einer besseren neurologischen Entwicklung im Alter von 2 Jahren verbunden [61].

Ambulante Weiterbetreuung: Zum Zeitpunkt der Entlassung liegen viele Kinder unter den ursprünglichen individuellen Gewichtsperzentilen. Einige Daten legen nahe, dass ein gewisses Aufholwachstum im ersten Lebensjahr von Vorteil sein könnte. Regelmäßige Gewichtskontrollen im Rahmen der ambulanten Weiterbetreuung sind daher obligat.
Für die ambulante Betreuung stellt sich dann jedoch die Frage, welche Interventionen verfügbar sind, um ein aufholendes Wachstum zu unterstützen. Zum Zeitpunkt der Entlassung werden die Kinder entweder mit Formula- oder Muttermilch ernährt, wobei nur ein kleiner Anteil wirklich voll gestillt wird – bei diesem erübrigt sich die Suche nach Anreicherungsmöglichkeiten.

Datenlage zu muttermilchernährten Kindern: Neugeborene mit postasphyktischer Enzephalopathie entwickeln sich neurologisch signifikant besser, wenn sie im ersten Lebensjahr 120 % der üblichen Kalorienzufuhr erhalten [103]. Die Autoren dieser Studie argumentieren, dass die erhöhte Proteinzufuhr einen positiven Einfluss auf das zerebrale Wachstum hatte – eine Annahme, die auch auf Frühgeborene zutreffen könnte [104]. Eine Metaanalyse zweier kleiner Studien (n = 246 Frühgeborene) zur Anreicherung der Muttermilch nach Entlassung aus der stationären Betreuung zeigte jedoch keine Vorteile dieser Maßnahme [105]. Im Alter von 12 Monaten unterschied sich weder das Gewicht (mittlerer Unterschied 255 g; 95 %-KI -93–603) noch der Kopfumfang (0,16 cm; 95 %-KI -0,27–0,6) signifikant von der Kontrollgruppe [105]. Eine Anreicherung scheint jedoch einen positiven Einfluss auf die neurologischen Ergebnisse mit 18 Monaten zu haben – allerdings war dieser Effekt nicht statistisch signifikant und außerdem erhielten die Kinder mehr als 50 % der Nahrung als Formula-Nahrung [106]. Um die Supplementation generell zu empfehlen, fehlen damit sowohl Daten bezüglich funktioneller Langzeiteffekte als auch bezüglich potentieller Nebenwirkungen (metabolisches Syndrom) der Anreicherung [107].

Formula-Nahrung: Für zu früh geborene Kinder, die nicht mit Muttermilch, sondern Formula ernährt werden, ist die Datenlage etwas besser [64,107,108]. Demnach führte eine energiereichere Ernährung innerhalb der ersten Lebensmonate zu einem gewissen Aufholwachstum, im weiteren Verlauf kompensierten die Kinder den höheren Kaloriengehalt durch eine Senkung der Trinkmenge. Die Verwendung einer »Postdischarge«-Formula (PDF; pro 100 ml 1,8 – 1,9 g Protein, 72 – 74 kcal und 70 – 80 mg Kalzium) hatte gegenüber der energiereicheren Frühgeborenen- (pro 100 ml 2,2 – 2,3 g Protein, 80 – 90 kcal, 100 – 108 mg Kalzium) und der energieärmeren Neugeborenen-Nahrung (pro 100 ml 1,4 – 1,5 g Protein, 67 kcal, 35 – 54 mg Kalzium) gewisse Vorteile [109,110].

Tipp für die Praxis

Gestillte Kinder sind *ad libitum* zu füttern, da sie ihren Energiebedarf über die Trinkmenge individuell regulieren. Für Kinder, die daheim abgepumpte Muttermilch erhalten, ist kein eindeutiger Vorteil einer Anreicherung bewiesen, allerdings existieren Hinweise, die eine Anreicherung nahelegen. Liegen die Kinder bei der Entlassung deutlich unterhalb ihrer Geburtsperzentile, kann die Anreicherung während der ersten Wochen fortgesetzt werden. Erhalten diese Kinder Formula-Nahrung, sollte eine entsprechende »Postdischarge«-Formula bis zu einem korrigierten Alter von ca. 3 Monaten verwendet werden [110].

3.2 Eisensubstitution

Eisen ist nicht nur für das hämatopoetische System von großer Relevanz, sondern auch für die neurologische Entwicklung. Insbesondere im letzten Schwangerschaftstrimenon ist die Eisenaufnahme des Feten sehr hoch. Zur Deckung dieses Bedarfes erhalten Frühgeborene bereits während des stationären Aufenthaltes eine Eisensubstitution.

Die Mehrzahl der klinischen Studien bestätigt den Vorteil einer täglichen Eisensubstitution von mindestens 2 mg/kg bezüglich der Vermeidung einer Frühgeborenenanämie [111]. In einer Metaanalyse von 26 Studien (n = 2 726 Patienten) zu dieser Thematik kommen die Autoren zu der Schlussfolgerung, dass die Eisensubstitution die Häufigkeit von Transfusionen reduziert und einen positiven Einfluss auf den Hämatokrit hat. Die optimale Dosis, der beste Startzeitpunkt und die Dauer sind bisher noch unklar [112].

Auch Neugeborene mit einem Geburtsgewicht von 2 000 – 2 500 g (n = 285) hatten durch eine Eisensupplementation – je nach verwendeter Dosierung (0, 1, 2 mg/kg pro Tag) – im Alter von 6 Monaten deutlich seltener Zeichen eines Eisenmangels (bei 36 %, 8,2 %, 3,8 %) bzw. einer Eisenmangelanämie (bei 9,9 %, 2,7 %, 0 %) [113]. Dabei profitierten insbesondere Kinder, die ausschließlich gestillt wurden. Eine weitere Analyse der Daten ergab, dass Kinder mit einer Eisenmangelanämie eine mittlere Eisenzufuhr pro Tag < 0,25 mg/kg und Kinder mit Zeichen eines Eisenmangels eine mittlere Eisenzufuhr pro Tag < 1 mg/kg hatten [113]. In einer späteren neurologischen Nachuntersuchung dieser Kinder im Alter von 3,5 Jahren hatte die Höhe der Eisensubstitution keinen Einfluss auf den IQ; jedoch hatten in der Placebogruppe 12,7 % der Kinder Verhaltensauffälligkeiten (insbesondere emotionale und Aufmerksamkeitsprobleme), während es in den Gruppen mit Eisensubstitution (1 bzw. 2 mg/kg täglich) nur 2,9 % bzw. 2,7 % waren [114]. In der Zusammenfassung beider Studien empfehlen die Autoren für moderat zu früh geborene Kinder, die häufig mit Muttermilch ernährt werden, eine tägliche Eisensupplementation von 2 mg/kg. So wird (bei mäßig guter Compliance) eine durchschnittliche tägliche Zufuhr von > 1 mg/kg während der ersten 6 Lebensmonate gewährleistet.

Frühgeborene (< 1 500 g, n = 150), die bereits in der normalen Nahrungsanreicherung mindestens 2 mg/kg Eisen pro Tag erhielten, hatten in einer Studie von Taylor und Kennedy keine Vorteile von einer zusätzlichen Eisenanreicherung (2 mg/kg) bezüglich der Transfusionshäufigkeit oder dem Hämatokrit, allerdings erlaubte diese Studie keine Aussagen zu langfristigen neurologischen Effekten [115].

Tipp für die Praxis

Sehr unreife Frühgeborene sollten mindestens bis zum 6. Lebensmonat, wahrscheinlich noch besser bis zum 12. Lebensmonat, eine tägliche Dosis von 3 – 6 mg/kg Eisen (Maximum 40 mg pro Tag) erhalten – zu beachten ist der Eisengehalt der Nahrung (Formula vs. Muttermilch). Auch späte Frühgeborene (insbesondere bei ausschließlicher Muttermilchernährung) sollten eine tägliche Supplementation von 2 mg/kg erhalten. Bei unauffälligem klinischen Zustand sind nach derzeitigem Stand des Wissens keine Routine-Blutuntersuchungen zur Wirksamkeit des Eisens erforderlich.

3.3 Knochenstoffwechsel

Während der Fetus im letzten Trimenon sein Gewicht in ca. 6 Wochen verdoppelt, benötigen Reifgeborene dafür ungefähr 21 Wochen. Dieser Unterschied erklärt die Notwendigkeit, Frühgeborenen während der ersten Lebenswochen nicht nur mehr Energie zuzuführen, sondern gleichzeitig auch Vitamine und Spurenelemente sowie Kalzium und Phosphat in ausreichender Menge zu supplementieren. Derzeit kontrovers diskutiert wird die Notwendigkeit einer Substitution nach Erreichen des errechneten Geburtstermins.

Vitamin-Supplementation: Obwohl die Vitamin-D-Supplementierung Standard ist, finden sich einerseits keine methodisch guten Studien, die dieses Vorgehen unterstützen, und andererseits unterscheiden sich die Empfehlungen zwischen Europa und den USA [116]. Einigkeit herrscht, dass auch Frühgeborene mit dem 10. Lebenstag beginnend eine Vitamin-D-Supplementation erhalten. Nach der aktuellen ESPGHAN-Empfehlung (der European Society for Paediatric Gastroenterology, Hepatology and Nutrition) beträgt die tägliche Vitamin-D-Zufuhr bei Frühgeborenen 1 000 Internationale Einheiten (IE). Nach Erreichen des Geburtstermins (oder zur Entlassung) sollte die Supplementation mit einer täglichen Gabe – wie bei Termingeborenen – von 500 IE fortgeführt werden.

Kalzium und Phosphat: Insbesondere für den Knochenstoffwechsel ist eine ausreichende Zufuhr von Kalzium und Phosphat notwendig. Die Resorption von Kalzium wird ganz überwiegend durch Vitamin D, aber auch durch das Angebot an Kalzium und die Verfügbarkeit von Phosphat bestimmt [117]. Zur Vermeidung von Rachitis bzw. einer unzureichenden Knochenmineralisierung ist eine tägliche Kalziumaufnahme von ca. 60 – 90 mg/kg erforderlich, die bei einer Resorptionsrate von 50 – 65 % ein Angebot von 120 – 140 mg/kg voraussetzt [118]. Im Gegensatz zur schlechten Kalziumresorption ist die Aufnahme von Phosphor relativ gut: Der Bedarf an Phosphor wird nicht nur durch die Kalziumkonzentrationen, sondern auch durch die Stickstoffretention und damit die Proteinzufuhr beeinflusst. Die adäquate Phosphorresorption beträgt ca. 65 – 90 mg/kg/d, damit wird ein Verhältnis von Kalzium zu Phosphor von 1,5 – 2,0 zu 1 angestrebt. Der individuelle Bedarf lässt sich durch die Bestimmung der Kalzium- und Phosphatausscheidung im Urin bestimmen.

Die klassische Frühgeborenennahrung hat nicht nur einen höheren Protein- und Energiegehalt, sondern deckt in der Regel auch den erhöhten Kalzium- und Phosphatbedarf Frühgeborener; anders als die Muttermilch, so dass bei dieser eine Supplementation erforderlich ist [110]. Während in den Empfehlungen Einigkeit bezüglich der Notwendigkeit einer Substitution bei Frühgebore-

nen herrscht, ist die zugrunde liegende Datenlage gering und es fehlen Aussagen, bis zu welchem Zeitpunkt die Supplementation sinnvoll ist. Nach den ESPGHAN-Empfehlungen sollte die Substitution mindestens bis zum Erreichen eines Gewichtes von über 2 000 g fortgesetzt werden. Ab einem Gewicht von ca. 3 000 g sollte keine Frühgeborenennahrung mehr verwendet werden, so dass eine Anreicherung der Muttermilch dann auch nicht mehr nötig ist.
Besondere Beachtung sollte der Kalzium/Phosphat-Haushalt bei Kindern mit chronischer Lungenerkrankung finden. Diese Kinder erhalten sehr häufig eine diuretische Therapie [119], die u.a. zu einer erhöhten Kalziumausscheidung mit der Gefahr einer Nephrokalzinose führt.

Tipp für die Praxis

Die Vitamin-D-Supplementation wird mit 1 000 IE/d begonnen und bei Entlassung (Erreichen des errechneten Geburtstermins) mit 500 IE/d ambulant fortgesetzt. Eine Kalzium/Phosphat-Substitution ist in der Formula-Nahrung für Frühgeborene ausreichend enthalten, diese Nahrung sollte maximal bis zu einem Gewicht von 3 000 g gegeben werden. Mit Muttermilch ernährte Frühgeborene erhalten eine entsprechende Substitution, die in der ambulanten Weiterbetreuung in der Regel nicht fortzuführen ist. Die während des stationären Aufenthaltes gelegentlich durchgeführten Laborkontrollen (wie z.B. alkalische Phosphatase, Kalzium-/Phosphat-Ausscheidung im Urin, Vitamin-D-Spiegel) sind ambulant nicht erforderlich.

3.4 Aktive und passive Impfungen

Die aktiven Impfungen erfolgen auch bei Frühgeborenen nach den Empfehlungen der Ständigen Impfkommission für Säuglinge und Kleinkinder. Zahlreiche Studien erbrachten den Nachweis, dass Frühgeborene ebenso immunkompetent auf die Impfung re-

agieren wie Termingeborene. Aus diesem Grund sind die Impfungen entsprechend dem chronologischen (und nicht dem korrigierten) Alter durchzuführen; im klinischen Alltag erfolgt die Impfung jedoch sehr häufig erst später [120].
Die European Agency for the Evaluation of Medicinal Products (EMEA) nahm zu den Impfungen Frühgeborener 2008 folgendermaßen Stellung: »Das potentielle Risiko von Apnoen und die Notwendigkeit einer Überwachung der Atmung über 48 – 72 Stunden sollte im Rahmen der Grundimmunisierung von sehr unreifen Frühgeborenen (…) in Betracht gezogen werden. Dies gilt insbesondere für diejenigen, die in der Vorgeschichte Zeichen einer unreifen Atmung gezeigt haben.«
Dementsprechend erfolgt die erste Impfung von sehr unreifen Frühgeborenen (vor 28 SSW) unter stationärer Überwachung. Haben die Kinder während der Impfung Auffälligkeiten im Sinne von Apnoen bzw. Bradykardien, wird empfohlen, auch die jeweils nachfolgende Impfung stationär durchzuführen. Diese Empfehlung gilt ähnlich für reifere Kinder mit schwerer BPD oder Bradykardie-Apnoe-Syndrom, da auch bei ihnen das Risiko impfassoziierter Bradykardien bzw. Apnoen deutlich erhöht ist.
Bei Vorliegen entsprechender Risikofaktoren sollte die passive Impfung gegen das Respiratory Syncytial Virus (RSV) erwogen werden. Wird diese empfohlen, ist der weiterbehandelnde Arzt über die Indikationsstellung zu informieren.

Tipp für die Praxis

Die Impfung erfolgt entsprechend dem chronologischen Alter.
Die erste Impfung extrem unreifer Frühgeborener (< 28 SSW) bzw. Frühgeborener mit Bradykardie-Apnoe-Syndrom oder schweren pulmonalen Erkrankungen sollte stationär erfolgen. Die nachfolgenden Impfungen können ambulant erfolgen, wenn die erste Impfung ohne Probleme vertragen wurde.

4 Nachuntersuchungen zu früh geborener Kinder

Frühgeborene und kranke Neugeborene haben ein erhöhtes Risiko, im weiteren Leben typische, in der gestörten Neonatalphase begründete Erkrankungen zu entwickeln. Aus diesem Risiko ergibt sich die Notwendigkeit spezifischer Nachuntersuchungen. Sie sollen sowohl eine Verlaufsbeobachtung bereits bei der Entlassung bestehender Probleme ermöglichen als auch das rechtzeitige Erkennen neu auftretender Probleme, was die Voraussetzung für eine adäquate Therapie ist. Im folgenden Kapitel werden wichtige spezifische Routinenachuntersuchungen zusammengefasst.

4.1 Ophthalmologische Untersuchungen

Die Entwicklung der retinalen Gefäße kann bei zu früh geborenen Kindern stark beeinträchtigt sein, in der Folge kommt es zur Ausbildung der Frühgeborenen-Retinopathie (ROP) mit der Gefahr einer Erblindung [121,122].

Stationäre Untersuchungen: Das bei extrem unreifen Frühgeborenen stationär durchgeführte ophthalmologische Screening hat das Ziel, eine therapiepflichtige Retinopathie rechtzeitig zu erkennen [123]. Als Therapieoptionen stehen derzeit die Laserkoagulation und (noch im experimentellen Stadium) die intravitreale Applikation von Anti-VEGF (VEGF, Vascular Endothelial Growth Factor) zur Verfügung [124]. Letztere erscheint sehr vielversprechend, allerdings sind einerseits die Erfahrungen noch begrenzt und wurden andererseits schon die ersten Kurz- und Langzeitnebenwirkungen dieser Intervention beschrieben [125].

Insbesondere Frühgeborene < 32 SSW haben ein erhöhtes Risiko, eine ROP auszubilden. Daher erfolgt bei diesen Kindern eine Erstuntersuchung in der 6. Lebenswoche (jedoch nicht vor der 31. korrigierten SSW). Die Häufigkeit der ophthalmologischen Folgeuntersuchungen ergibt sich aus dem Augenbefund. Das Screening kann meistens beendet werden, wenn eine vollständige zirkuläre Vaskularisation der Peripherie erreicht wurde oder eine deutliche Befundregression eingesetzt hat [123,126].

Ambulante Weiterbetreuung: Bei Frühgeborenen können nach vollständiger retinaler Vaskularisierung anatomische, aber auch funktionelle Probleme der Augen auftreten [127]. Aus diesem Grund wird auch im Anschluss an das ROP-Screening eine regelmäßige Nachuntersuchung empfohlen. Diese sollte innerhalb des 1. und 2. Lebensjahres halbjährlich, anschließend bis zum 6. Lebensjahr jährlich erfolgen [123].

Wenngleich die Daten zur Therapie der ROP mittels Anti-VEGF vielversprechend sind [124], kann diese Therapie derzeit noch nicht als Routineintervention empfohlen werden. Ist – im Rahmen eines individuellen Heilversuches – eine Anti-VEGF-Behandlung erfolgt, sind diese Kinder engmaschig und langfristig nachzuuntersuchen; in ersten Fallberichten wurden nicht nur systemische Nebenwirkungen (Leberversagen), sondern auch eine Zunahme der Vasoproliferation im späten ersten Lebensjahr beschrieben [125,128].

Tipp für die Praxis

In den ersten beiden Lebensjahren halbjährliche, anschließend bis zum 6. Lebensjahr jährliche augenärztliche Untersuchungen. Bei Kindern mit (behandelter) ROP ist eine engmaschigere Kontrolle erforderlich.

4.2 Hörstörungen und Sprachentwicklung

Frühgeborene und kranke Neugeborene haben, bedingt durch die Unreife bzw. die medizinische Behandlung, ein erhöhtes Risiko für Hörstörungen. Zur Überprüfung der Hörfunktion bei diesen Kindern reicht jedoch die strikte Durchführung des Neugeborenen-Hörscreenings aus. Ergeben sich bei den stationären Untersuchungen keine auffälligen Befunde, sind die weiteren Kontrollen nach den Vorgaben der Vorsorgeuntersuchungen durchzuführen. Zur rechtzeitigen Erkennung einer Sprachentwicklungsverzögerung sind engmaschige Kontrollen im Rahmen der pädiatrischen Vorsorgeuntersuchungen erforderlich, bei den neonatologischen Nachsorgeuntersuchungen sollten gezielte Untersuchungen erfolgen (Münchener Funktionelle Entwicklungsdiagnostik 1. und 2.–3. Lebensjahr). Bei Sprachentwicklungsverzögerungen ist eine HNO-ärztliche pädaudiologische Vorstellung zur Hördiagnostik und Sprachentwicklungskontrolle erforderlich; eine eventuell notwendige logopädische Therapie ist ab Mitte des 3. Lebensjahres möglich.

Tipp für die Praxis

Hörtestungen erfolgen im Rahmen der kinderärztlichen Vorsorgeuntersuchungen. Besonderes Augenmerk ist auf eine verzögerte Sprachentwicklung zu richten, entsprechende Untersuchungen sollten im Rahmen der neonatologischen Nachsorge erfolgen.

4.3 Wachstum

Zu früh geborene Kinder sollten insbesondere während der ersten Lebensjahre ein gewisses Aufholwachstum zeigen. Wichtig dabei ist, dass sich dieses nicht nur in einer adäquaten Gewichts-, sondern auch Längen- und Kopfumfangszunahme widerspiegelt. Dementsprechend ist in der ambulanten Betreuung neben der re-

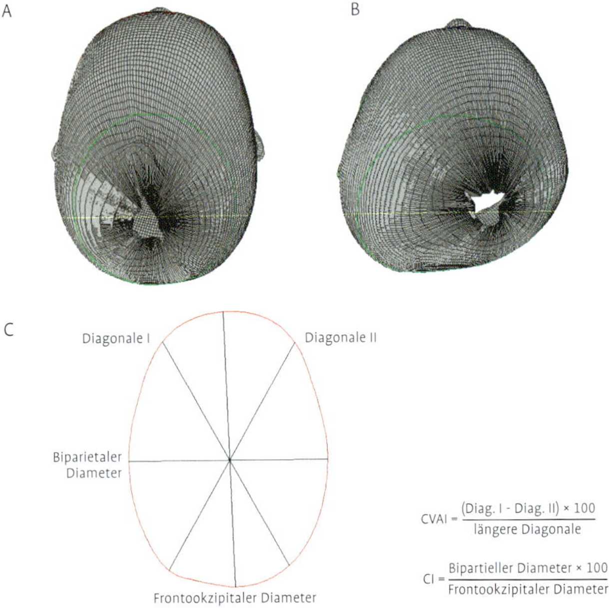

Abb. 2 Quantifizierung von symmetrischen und asymmetrischen Schädeldeformitäten mittels 3D-Laserscanner: A) Normalbefund. B) Kombinierte Brachy-/Plagiozephalie bei einem Frühgeborenen im korrigierten Alter von 3 Monaten. C) Anthropometrische Kenngrößen (CI – Cranial Index, CVAI – Cranial Vault Asymmetry Index) und deren Berechnung [129].

gelmäßigen Gewichtskontrolle auch eine Messung der Körperlänge und des Kopfumfangs erforderlich [109,110].
Frühgeborene weisen bereits zur Entlassung eine höhere Inzidenz von Schädelasymmetrien auf: Extrem unreife Frühgeborene ha-

ben – verglichen mit Termingeborenen – ein signifikant erhöhtes Risiko eines Plagiozephalus (OR 3,74; 95%-KI 1,48–9,46) [129]. Ungefähr 18% der späten und 38% der sehr unreifen Frühgeborenen haben bei Erreichen des Geburtstermins einen moderaten bis schweren Plagiozephalus. Schädeldeformitäten stellen nicht nur ein kosmetisches Problem dar, sondern sind auch mit neurologischen Entwicklungsstörungen assoziiert, daher ist eine engmaschige Kontrolle in der ambulanten Betreuung wichtig. Bisher wurden Schädeldeformitäten überwiegend visuell beurteilt. Mit dem 3D-Laserscanner steht allerdings auch ein valides Gerät zur Quantifizierung von Schädelformen zur Verfügung (Abb. 2) [57].

Tipp für die Praxis

Regelmäßige Kontrollen nicht nur des Körpergewichtes, sondern auch des Kopfumfangs- und Längenwachstums sind für eine adäquate Ernährungsberatung erforderlich. Bei Abweichungen kann eine weiterführende Diagnostik indiziert sein. Augenmerk ist außerdem auf die Kopfform zu richten, denn Frühgeborene haben ein deutlich erhöhtes Risiko für Kopfdeformitäten.

4.4 Neurologie

Zu früh bzw. krank geborene Kinder haben ein deutlich erhöhtes Risiko für entwicklungsneurologische Auffälligkeiten – wie in den vorangegangenen Kapiteln detailliert dargestellt. Für das frühzeitige Erkennen von Problemen ist eine gute Beobachtung der neurologischen Entwicklung in den ersten Lebensjahren unabdingbar. Wenngleich sich in der klinischen Praxis (in Anlehnung an die Empfehlungen des Gemeinsamen Bundesausschusses [GBA]) die entwicklungsneurologische Testung im korrigierten Alter von 2 Jahren etabliert hat, sollte sich die Beurteilung der Entwicklungsneurologie nicht allein auf diese Untersuchung beschränken. Einerseits würden einige Entwicklungsauffälligkeiten so erst zu spät erkannt, andererseits manifestieren sich andere Probleme erst zu einem späteren Zeitpunkt.

Zeitpunkt der neurologischen Testung: Weisen Frühgeborene bereits zum Zeitpunkt der Entlassung neurologische Probleme auf, ist das Risiko einer beeinträchtigten psychomotorischen Entwicklung relativ groß. Frühgeborene, die zur Entlassung keine neurologischen Probleme zeigen, können aber trotzdem im weiteren Verlauf auffällig werden – ein frühzeitiges Erkennen der Probleme ist wichtig.

Die Beurteilung der »General Movements« im Alter von **34 Wochen** (postmenstruelles Alter) eignet sich für die Voraussage von neurologischen Problemen noch nicht; es fand sich lediglich bei 49 % der Frühgeborenen ein Normalbefund, die Korrelation mit den motorischen Fähigkeiten im Alter von 14 Monaten war schlecht [130]. Die Beurteilung der »General Movements« in einem korrigierten Alter von **1 bzw. 3 Monaten** erwies sich in einer Metaanalyse verschiedener Studien als der beste Test zur Vorhersage motorischer Störungen (Sensitivität 88 – 100 %, Spezifität 59 – 100 %), andere Untersuchungen, wie der Dubovitz-Score, waren weniger gut geeignet [131].

Während der ersten (korrigierten) **6 Lebensmonate** unterscheiden sich die motorischen Fähigkeiten Frühgeborener von denen Termingeborener: Es finden sich deutliche Unterschiede im Tonus der Flexoren bzw. Extensoren, die im Verlauf der weiteren Entwicklung verschwinden [132]. Im Alter von 6 Monaten zeigten 21,6 % (< 29 SSW), 13,2 % (29 – 32 SSW) bzw. 8,2 % (33 –36 SSW) der untersuchten Frühgeborenen (n = 151) im Bayley- bzw. Denver-Entwicklungstest Auffälligkeiten [133]. Neben dem niedrigen Gestationsalter waren in der multivariaten Analyse die postnatale Steroidtherapie (OR 11,2; 95 %-KI 1,9–66,0) und eine Cholestase (OR 6,2; 95 %-KI 1,16 – 33,1) unabhängige Prädiktoren entwicklungsneurologischer Auffälligkeiten, der mütterliche sozioökonomische Status hatte keinen signifikanten Einfluss.

Im Alter von **2 Jahren** hat der Bayley-Test die beste Aussagekraft. In einer vergleichenden Untersuchung an 719 extrem unreifen Frühgeborenen (< 1 000 g) im Alter von 18 bzw. 30 Monaten zeigte sich bei 84 % eine Übereinstimmung der Testergebnisse zu beiden Zeitpunkten [134]. Die Beurteilung änderte sich jedoch bei 6 % von »normal« zu »pathologisch« und bei 10 % von »pathologisch« zu »normal«. Die Diagnose einer Zerebralparese wurde in 91 % der Fälle zu beiden Zeitpunkten identisch gestellt.

Risikoadjustierung: Das Risiko von entwicklungsneurologischen Auffälligkeiten sinkt zwar mit steigendem Gestationsalter, aber selbst frühe Termingeborene haben noch immer ein höheres Risiko als direkt am Termin geborene Kinder. Demnach ist bei einer großen Zahl von Kindern besondere Aufmerksamkeit bezüglich der neurologischen Entwicklung geboten. Die neurologischen Auffälligkeiten manifestieren sich jedoch nicht immer im Alltag, die Defizite lassen sich oft nur durch eine detaillierte entwicklungsneurologische Testung erkennen, die jedoch sehr personal- bzw. zeitintensiv und damit nur begrenzt einsetzbar ist. Für die Auswahl der zu untersuchenden Kinder ist demnach eine gewisse Risikoadjustierung erforderlich.
Eine ausführliche neurologische Untersuchung während des stationären Aufenthaltes erlaubt auch bei späten Frühgeborenen (> 34 SSW), eine Risikogruppe zu erkennen, die im weiteren Verlauf intensiver betreut werden sollte [135]. Auch bei Frühgeborenen < 34 SSW ermöglicht eine strukturierte neurologische Untersuchung zum Entlassungstermin eine Risikoadjustierung. In einer großen Untersuchung hatten 10,6 % (95 %-KI 9,2 – 12,1) der Frühgeborenen (n = 1 645) im Alter von 2 Jahren einen suboptimalen neurologischen Status. Das Risiko von Auffälligkeiten mit 2 Jahren war deutlich erhöht bei Kindern mit folgenden Risiken: schwerer pathologischer Befund im kranialen Ultraschall bzw. MRT zum Zeitpunkt der Entlassung, Gestationsalter < 27 SSW oder auffällige neurologische Testung zum Zeitpunkt der Entlas-

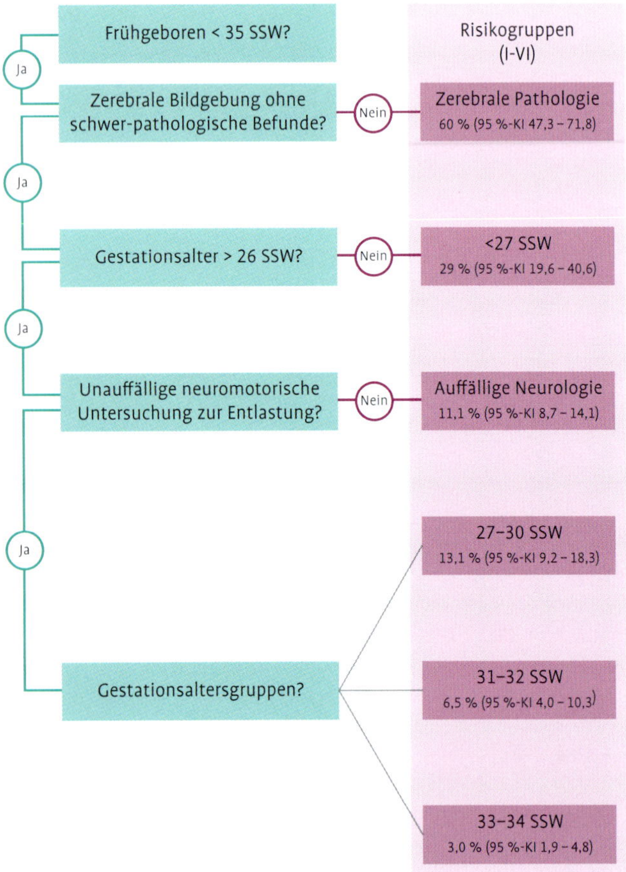

Abb. 3 Definition von Risikogruppen in Abhängigkeit vom Entlassungsbefund. Angegeben ist die Häufigkeit von neurologischen Auffälligkeiten im Alter von 2 Jahren [136].

sung [136]. In Anlehnung an diese Arbeit lässt sich ein Entscheidungsbaum für die klinische Routine entwickeln (Abb. 3).
Auch vor einer entwicklungsneurologischen Testung im Alter von 2 Jahren wäre eine Risikoadjustierung noch sinnvoll. Die Ergebnisse eines standardisierten Elternfragebogens (psychosoziale Komponenten, Problemlösungsverhalten, Kommunikation) wurden in einer Untersuchung an 124 Frühgeborenen (29 – 36 SSW, Alter 12 bzw. 24 korrigierte Monate) mit einer anschließenden entwicklungsneurologischen Testung verglichen. Für das Erkennen von mentalen Entwicklungsverzögerungen erbrachte der Fragebogen (je nach verwendetem Cut-off-Wert) im Alter von 12 Monaten eine falsch-positive Rate von 26 % (Cut-off 1 SD) oder 10 % (2 SD) bzw. von 35 % oder 17 % im Alter von 24 Monaten, die falsch-negative Rate lag bei 7 % und 13 % (12 Monate) bzw. 2 % und 6 % (24 Monate). Für die psychomotorischen Fähigkeiten ergab sich eine falsch-positive Rate von 7 % und 2 % (12 Monate) bzw. 21 % und 7 % (24 Monate) und eine falsch-negative Rate von 17 % und 26 % bzw. 11 % und 16 % [137]. Die Autoren schlussfolgern, dass ein Elternfragebogen lediglich zum Erkennen von mentalen Entwicklungsverzögerungen im Alter von 24 Monaten verwendet werden kann [137].

Tipp für die Praxis

Die psychomotorische Entwicklung Frühgeborener muss im Fokus der Aufmerksamkeit während der Nachuntersuchungen stehen. Zum Zeitpunkt der Entlassung ist klar zu definieren, welche Kinder einer intensiveren neurologischen Nachuntersuchung bedürfen. Während der ersten Lebensmonate eignet sich insbesondere die Beurteilung der »General Movements«, im weiteren Verlauf die Bayley-Testung.

4.5 Atmung

Die aus der Frühgeburt resultierenden respiratorischen Probleme manifestieren sich in Abhängigkeit vom jeweiligen Alter unterschiedlich. In den ersten Lebensjahren fallen Frühgeborene vermehrt mit respiratorischen Erkrankungen auf, wie z.B. rezidivierenden Infekten oder Asthma bronchiale, die eine pädiatrische Behandlung notwendig machen. Im jugendlichen Alter manifestieren sich die respiratorischen Probleme überwiegend nur unter Belastung. Im späten Erwachsenenalter scheint ein erhöhtes Risiko zu bestehen, eine COPD zu entwickeln.
Die pädiatrische Behandlung richtet sich dann nach der entsprechenden Symptomatik, die zugrunde liegende Erkrankung ist für die Therapie von geringerer Bedeutung. Bei der Betreuung dieser Patienten ist die Gesundheitsvorsorge besonders zu beachten; einerseits verbessert entsprechende sportliche Aktivität die Leistungsfähigkeit und andererseits sollte eine zusätzliche Lungenschädigung z.B. durch Rauchen vermieden werden.

Tipp für die Praxis

Bei der Betreuung zu beachten sind das erhöhte pulmonale Infektionsrisiko, die reduzierte Belastungstoleranz und das (vor allem in Kombination mit anderen Risikofaktoren) erhöhte Risiko, eine COPD zu entwickeln. Respiratorische Probleme werden entsprechend der klinischen Symptomatik pädiatrisch behandelt. Es besteht keine klinische Indikation für routinemäßige Untersuchungen der Lungenfunktion.

5 Strukturierte Weiterbetreuung zu früh geborener Kinder

Die Versorgung Frühgeborener und kranker Neugeborener ist nicht nur mit einem hohen Ressourcenverbrauch verbunden, sondern auch personal- und zeitintensiv [23]. Lange Zeit war – trotz aller Bemühungen – die Sterblichkeit dieser Patientengruppe sehr hoch. Umso größer war das Interesse an der weiteren Entwicklung der überlebenden Kinder. Detaillierte Nachuntersuchungen in den 30er, 40er und 50er Jahren des vergangenen Jahrhunderts hatten jedoch wenig motivierende Ergebnisse: zwei Drittel der Patienten entwickelten schwere neurologische Auffälligkeiten [138]. Die zunehmende Optimierung der neonatologischen Betreuung führte zunächst zu einer Senkung der Sterblichkeit, etwas später dann auch zur Senkung der Kurzzeitmorbidität – ein großer Teil dieser Risikogruppe wurde »gesund« entlassen.

In den vergangenen Jahren mehrten sich jedoch die Hinweise auf ein deutlich erhöhtes Risiko bezüglich der Langzeitmorbidität. Diese macht es erforderlich, einerseits die Wirksamkeit neonatologischer Interventionen nicht nur unter dem Gesichtspunkt der Mortalität oder Kurzzeitmorbididät zu betrachten und andererseits die neonatologisch orientierte Betreuung nicht mit der Entlassung aus der stationären Versorgung zu beenden. Vielmehr besteht die gesundheitspolitische Herausforderung darin, die zwei Säulen der pädiatrischen Versorgung (pädiatrische Gesundheitsvorsorge und Behandlung akuter pädiatrischer Erkrankungen) in einem klar definierten Risikokollektiv um eine dritte Säule zu ergänzen – die neonatologisch orientierte Weiterbetreuung.

Im abschließenden Kapitel werden zunächst allgemeingültige Prinzipien für eine neonatologisch orientierte Nachbetreuung (bzw. ein neonatologisch orientiertes Vorsorgeprogramm) vorgestellt. Anschließend werden wichtige Aspekte für den erfolgreichen Beginn der ambulanten Nachbetreuung – die strukturierte Entlassungsvorbereitung – zusammengefasst. Abschließend wird ein exemplarisches Nachbetreuungsprogramm für Frühgeborene bzw. kranke Neugeborene vorgestellt.

5.1 Zielstellungen und daraus resultierende Anforderungen an eine neonatologische Nachbetreuung

Kindervorsorgeuntersuchungen (U-Untersuchungen) dienen nicht nur der Früherkennung von Krankheiten und Entwicklungsbeeinträchtigungen, sondern auch der Beratung der Eltern. Obwohl die Inhalte der Vorsorgeuntersuchungen nur teilweise eine wissenschaftliche Basis haben und die Teilnahme an den Untersuchungen mit zunehmendem Alter der Kinder abnimmt, sind die Vorsorgeuntersuchungen eine wichtige individualmedizinische Maßnahme der primären und sekundären Krankheitsprävention [139]. Die pädiatrischen Vorsorgeuntersuchungen berücksichtigen in der bisherigen Form die spezifischen Besonderheiten von Frühgeborenen und kranken Neugeborenen jedoch noch unzureichend.

Aus einer gestörten Fetal- bzw. Neonatalperiode resultieren langfristige Probleme, die sich erst im Kleinkind- oder Erwachsenenalter manifestieren [35,63,67]. Ein kausaler Zusammenhang mit der gestörten Perinatalzeit wird nicht erkannt und die Probleme werden zu spät diagnostiziert, wenn sie nicht antizipiert werden. Dementsprechend sollten die pädiatrisch orientierten Vorsorgeuntersuchungen (U-Untersuchungen) bei Frühgeborenen und kranken Neugeborenen – die immerhin ca. 10 % aller Kinder ausmachen – um eine neonatologisch orientierte Vorsorge ergänzt werden. Diese »F(rühgeborenen)-Untersuchungen« müssen verschiedenen Ansprüchen gerecht werden.

Für eine strukturierte neonatologisch orientierte Weiterbetreuung sind spezifische Kerninhalte zu definieren, die dann, in Abhängigkeit von den lokalen Gegebenheiten, eine unterschiedliche konkrete Ausgestaltung erfahren können. Klare Absprachen

bezüglich der Zuständigkeiten und ein bidirektionaler Informationsfluss zwischen den stationär betreuenden und den nachsorgenden Einrichtungen sind wichtige Voraussetzungen für ein erfolgreiches Nachsorgeprogramm.
Für die Weiterbetreuung sind individualmedizinische Zielstellungen (Verbesserung der langfristigen Betreuung der Kinder) von globalmedizinischen Aspekten (Optimierung der neonatalen Versorgung) und gesundheitspolitischen Aufgabenstellungen (Erkennen langfristiger, aus der zu frühen Geburt resultierender Gesundheitsrisiken) abzugrenzen. Diese drei im Folgenden kurz skizzierten Gesichtspunkte bedingen sich gegenseitig, haben aber auch eine eigenständige Bedeutung.

5.1.1 Individualmedizinische Perspektive – neonatologisch orientierte Gesundheitsvorsorge

Nach einer sehr intensiven stationären Betreuung während der ersten Lebensmonate sind die Behandlungserfolge auch langfristig zu sichern. Aus der Neonatalperiode resultierende gesundheitliche Probleme sollten erkannt und frühzeitig einer Behandlung zugeführt werden. Wenngleich dafür die Expertise verschiedener Fachgebiete erforderlich sein kann, stehen spezifische neonatologische Aspekte, wie sie in den vorangegangenen Kapiteln detailliert dargestellt wurden, im Mittelpunkt.
Die Früherkennung und das Bahnen entsprechender therapeutischer Interventionen muss von einer antizipatorischen Beratung der Eltern begleitet werden. Die Eltern sind während des langen stationären Aufenthaltes zu »Experten ihrer Kinder« geworden und stellen das Kontinuum in einer durchaus wechselreichen medizinischen Versorgung dar. Darum benötigen sie einen kompetenten Partner, der auf ihre Ängste und Befürchtungen hinsichtlich der Konsequenzen der zu frühen Geburt adäquat reagiert. Die Bedeutung dieser Beratung wurde exemplarisch mit einem strukturierten Elternprogramm (n = 120 Frühgeborene < 30 SSW) gezeigt, in dem die Eltern in neun Sitzungen während des ersten Lebensjahres über wichtige Entwicklungsschritte ihres

Kindes informiert wurden. Im Ergebnis verbesserte sich das Verhalten der Kinder mit 2 Jahren. Auch noch nach 4 Jahren fand sich eine geringere Angst der Eltern um die Entwicklung ihres Kindes [140–142].

Die neonatologisch orientierte Weiterbetreuung ergänzt die pädiatrische Versorgung um eine dritte Säule. Neben der pädiatrischen Gesundheitsvorsorge, bei der die U-Untersuchungen im Mittelpunkt stehen, und der Diagnostik und Therapie akuter pädiatrischer Erkrankungen hat die neonatologisch orientierte Weiterbetreuung das Ziel, aus einer gestörten Perinatalzeit resultierende Risiken frühzeitig aufzudecken und einer Behandlung zuzuführen.

5.1.2 Globalmedizinische Perspektive – Qualitätsverbesserung

Ein wichtiger Aspekt der ärztlichen Tätigkeit ist die Sicherung der Versorgungsqualität. Gegenwärtig wird die Qualität der neonatologischen Versorgung überwiegend durch zum Zeitpunkt der Entlassung erhobene Parameter (Überleben der Frühgeborenen ohne bedeutsame neonatale Komplikationen) bestimmt. Wenngleich diese Parameter auch zukünftig ihre Bedeutung behalten werden, müssen sie durch längerfristige Ergebnisse (psychomotorische Entwicklung im Alter von 2 bzw. 5 Jahren) ergänzt werden. Für die perinatologischen Einrichtungen resultiert damit die Notwendigkeit, entsprechende Messergebnisse zu erhalten.

Sowohl kurz- als auch langfristige Qualitätsparameter sollten für die individuelle Einrichtung Motivation sein, die stationäre Versorgung der Frühgeborenen und kranken Neugeborenen kritisch zu hinterfragen. Insbesondere ein Vergleich mit den Ergebnissen ähnlicher Einrichtungen erlaubt es, Optimierungspotential zu entdecken. So finden sich noch heute erstaunlich große Unterschiede zwischen vergleichbaren Zentren bezüglich der Morbidität Frühgeborener. Durch gezielte Interventionen zur Verbesserung der Versorgungsqualität lassen sich erstaunliche Effekte

erzielen, die weit über der Wirksamkeit mancher teurer Medikamente liegen [14,45,46,119,143,144].
Parameter zur Versorgungsqualität ermöglichen politisch Verantwortlichen bzw. Kostenträgern eine bessere Einflussnahme auf die Struktur- und Versorgungsqualität u.a. durch eine entsprechende Ressourcenallokation für die Versorgung dieser Patientenpopulation.

5.1.3 Gesundheitspolitische Perspektive – Epidemiologie

Extrem unreife Frühgeborene haben erst seit wenigen Jahrzehnten eine realistische Überlebenschance. Die vorliegenden Daten ermöglichen derzeit nur eingeschränkte Aussagen zu den aus der Entwicklung im extrauterinen Milieu bzw. durch die medizinischen Interventionen resultierenden Konsequenzen für den »extrauterinen Fetus«. Gravierende Beispiele, wie das Risiko, im späteren Alter eine COPD zu entwickeln, wurden bereits diskutiert, viele andere potentielle Probleme sind derzeit nur zu erahnen. Unter gesundheitspolitischen Gesichtspunkten sind entsprechende Langzeituntersuchungen von großer Relevanz, sind doch ca. 10 % aller Menschen betroffen.

5.2 Strukturiertes Entlassungsmanagement

Eine wichtige Voraussetzung für die optimale Weiterbetreuung stellt die entsprechende Vorbereitung während des stationären Aufenthaltes dar, die bereits am Tag der Aufnahme beginnt. Ungefähr 80 000 kranke oder zu früh geborene Kinder werden jährlich in Deutschland aus der stationären neonatologischen Behandlung in das häusliche Umfeld und die ambulante Weiterbetreuung entlassen. Obwohl dieser Prozess in nahezu allen Einrichtungen ähnliche Abläufe umfasst, existieren relativ wenige gute deutsche Untersuchungen, wie der Entlassungsprozess strukturiert und optimiert werden kann. Verschiedene Untersuchungen aus dem skandinavischen oder US-amerikanischen Raum haben gezeigt, dass ein strukturiertes Vorgehen die Liegedauer verkürzt und somit eine frühere Integration der Kinder in ihre familiär-häusliche Umgebung ermöglicht [145,146].

Für die Planung der Entlassung ist es wichtig zu klären, mit welchen Problemen die Kinder entlassen werden. Dabei ist die Gruppe der Frühgeborenen von den neonatologischen Patienten zu unterscheiden, die mit speziellem medizinischen Equipment oder zur palliativen Versorgung entlassen werden bzw. bei denen die familiären sozioökonomischen Verhältnisse ein gewisses Risiko darstellen [147].

Bereits während der stationären Betreuung kann es durch Verlegungen zu Brüchen in der medizinischen Betreuung kommen. Diese Gefahr ist bei der Entlassung in die ambulante Betreuung noch größer. Ein Case Manager kann mit professioneller Expertise die Kontinuität der medizinischen Versorgung für eine gewisse Zeit gewährleisten. *Der* konstante Faktor in der medizinischen Betreuung sind jedoch die Eltern und diese sollten insofern als ein wichtiger Partner in der Versorgung ihrer Kinder wahrgenommen werden. Die Vorteile eines entsprechenden Trainings der Eltern wurden in verschiedenen strukturierten Entlassungsprogrammen wissenschaftlich nachgewiesen.

5.2.1 Wann kann die stationäre Behandlung beendet werden?

Die durchschnittliche Liegedauer der Frühgeborenen hat sich in den vergangenen Jahrzehnten signifikant verkürzt, überwiegend durch eine Reduktion der neonatalen Morbidität. Interessanterweise findet sich aber immer noch eine sehr große Varianz der Liegedauer zwischen sonst vergleichbaren Einrichtungen [146]. Es besteht außerdem keine Einigkeit, welche Kriterien die Kinder erfüllen müssen, damit sie entlassen werden können [146]. Dementsprechend ist die Voraussage des Entlassungstermins relativ schwierig [148].

Prinzipiell handelt es sich bei der Entscheidung, ob ein Kind bereit ist, entlassen zu werden, um eine Abwägung verschiedener

Risiken – die sich im Spannungsfeld von notwendiger medizinischer Betreuung bzw. Überwachung und frühzeitiger Integration in die familiär-häusliche Umgebung bewegen [149]. Dabei bedeutet ein verlängerter stationärer Aufenthalt einerseits ein gewisses Risiko einer nosokomialen Infektion bzw. der verlängerten Trennung von Eltern und Kind, bietet andererseits aber die Sicherheit einer medizinischen Überwachung für ein instabiles Kind [147]. Bei der Entscheidung sind verschiedene Kriterien zu beachten. Sie wurden für die Anwendung in der klinischen Routine in einer Checkliste zusammengefasst. Die verschiedenen Abschnitte dienen der Orientierung, in welchem Stadium der Entwicklung sich das Kind befindet und welche Meilensteine noch bis zur Entlassung zu erreichen sind. Während die ersten 4 Meilensteine mehr oder weniger obligate Entlassungskriterien darstellen, sind die anschließenden Punkte individuell zu regeln (s. Tabelle 1, S. 72).

1. Ernährung

In der Vergangenheit galt häufig das absolute Gewicht als wichtige Voraussetzung für die Entlassung. Heute wird eine adäquate Gewichtszunahme der Kinder über mehrere Tage angestrebt. Die dafür notwendige Nahrungszufuhr sollte nicht mehr über eine Magensonde erfolgen, vielmehr ist es das Ziel, dass die Kinder ausreichend aus der Brust oder Flasche trinken.

2. Wärmehaushalt

Frühgeborene sind oftmals noch nicht in der Lage, eine ausreichende Körpertemperatur ohne exogene Wärmezufuhr aufrechtzuerhalten und werden daher im Inkubator bzw. Wärmebett gelagert. Voraussetzung für die Entlassung ist die Regulation der Körpertemperatur ohne exogene Wärmezufuhr.

3. Vitalparameter

Zur Prävention unreifebedingter Apnoen erhalten viele Frühgeborene eine Therapie mit Methylxanthinen, diese Therapie sollte vor der Entlassung beendet sein. Mit Erreichen eines Alters von

36–37 SSW haben sich bei vielen Frühgeborenen die Vitalfunktionen so stabilisiert, dass eine Entlassung möglich ist, allerdings zeigen manche Kinder auch mit 44 Wochen noch Störungen der Atmung bzw. Herzfrequenz [147].

Bei ca. 16 % der Frühgeborenen sind Apnoen und bei 22 % Bradykardien der Grund, warum eine Entlassung nicht möglich ist [150]. Sehr kontrovers wird diskutiert, wie lange Frühgeborene frei von Apnoen/Bradykardien sein sollen, bevor eine Entlassung möglich wird. Bei 95 % der Frühgeborenen (n = 1 403, < 35 SSW) traten keine neuen Apnoen bzw. Bradykardien auf, wenn sie 7 Tage frei davon waren. Traten nach der 36. Woche noch Apnoen/Bradykardien auf, lag die Wahrscheinlichkeit, dass innerhalb von 7 Tagen kein weiteres Ereignis auftrat, lediglich bei 90 % [150].

Die Supplementation von Sauerstoff sollte zum Entlassungszeitpunkt beendet sein, ist jedoch bei Vorliegen einer moderaten oder schweren BPD teilweise noch erforderlich. Bei diesen Kindern ist zu entscheiden, ob eine Entlassung mit Sauerstoffsupplementation angestrebt wird – was für die betroffenen Familien oftmals einen großen logistischen Aufwand darstellt, aber auch eine Möglichkeit ist, ihr Kind in das häuslich-familiäre Umfeld zu integrierten – oder ob eine Entwöhnung noch während des stationären Aufenthaltes realistisch ist.

4. Elterliche Vorbereitung

Die stationäre medizinische Versorgung zu früh geborener Kinder stellt in den meisten Fällen eine unphysiologische Separation von ihren Eltern dar. Das medizinische Personal ist ein temporärer Begleiter, dessen Anwesenheit auf ein notwendiges Minimum reduziert werden sollte. Die Eltern bilden das Kontinuum in der medizinischen Versorgung ihrer Kinder und sind frühzeitig und sehr aktiv in die Entlassungsvorbereitung zu involvieren. Das Ziel der stationären Betreuung ist es, einen Zustand des Kindes zu erreichen, der die sichere Integration des Kindes in die familiärhäusliche Umgebung erlaubt [149]. Verschiedene – auf die Eltern bezogene Interventionen – unterstützen dieses Vorhaben und re-

duzieren die stationäre Liegedauer: enger Mutter-Kind-Kontakt unmittelbar nach der Geburt, frühzeitiges Kangaroon, spezielle Trainingsprogramme etc. [142,149,151]
Neben diesen psychologischen Aspekten müssen die Eltern aber auch ganz praktisch daheim die notwendigen Vorbereitungen abgeschlossen haben und mit der Versorgung ihres Kindes so vertraut sein, dass diese daheim gesichert ist.

5. Immunisierung
Wenn möglich, erfolgt die Immunisierung extrem unreifer Frühgeborener bereits stationär (siehe S. 46 f.). Alternativ kann bei Entlassungen vor Erreichen des Impfalters ein Termin für die Wiederaufnahme zur stationären Impfung vereinbart werden.

6. Apparative Untersuchungen
Die ophthalmologischen Untersuchungen zum Vorliegen einer ROP sollten zur Entlassung abgeschlossen sein. Alternativ kann ein ambulanter Nachuntersuchungstermin vereinbart werden, solange die Teilnahme sichergestellt ist.
Weitere, eventuell notwendige apparative Untersuchungen (Schädelultraschall, Echokardiographie oder Ähnliches) sollten möglichst stationär erfolgen, da jede erneute ambulante Vorstellung für die betroffenen Familien ein logistisches Problem und für die Frühgeborenen eine Belastung darstellt.

5.2.2 Was ist zur Entlassung vorzubereiten?

In Abhängigkeit vom Erreichen der jeweiligen Meilensteine bis hin zur Entlassung, müssen einzelne Aspekte der Entlassung und ambulanten Weiterbetreuung zeitgerecht vorbereitet werden (siehe Tabelle 2, S. 73 f.).

1. Nahrung
In Vorbereitung auf die Entlassung ist zu klären, wie die Kinder daheim ernährt werden. Bei Formula-ernährten Frühgeborenen kann die Umstellung auf eine PDF-Nahrung erforderlich sein, die

noch unter stationären Bedingungen erfolgen sollte. Mit Muttermilch ernährte Kinder benötigen eventuell eine Nahrungsanreicherung: Die Eltern sind nicht nur in die Anreicherung einzuweisen, sondern auch zu befragen, ob Klarheit bezüglich Abpumpen, Lagerung und Aufbereitung der Muttermilch besteht. Für komplett gestillte Kinder ist die Notwendigkeit einer eventuellen Zufütterung zu evaluieren.

2. Medikation
Neben Vitamin D, (Fluor) und Eisen erhält das Kind stationär eventuell noch weitere Medikamente. Diese zusätzliche Medikation ist bezüglich ihrer Notwendigkeit kritisch zu hinterfragen und möglichst einige Tage vor der Entlassung abzusetzen. Ist das nicht möglich, sollte darauf geachtet werden, dass die Medikation zu praktikablen Zeiten verabreicht wird. Außerdem sollten die Eltern ein Rezept erhalten, in der Applikation trainiert sein und Informationen zu eventuellen Nebenwirkungen und zur geplanten Dauer der Medikation haben. Der weiterbetreuende Kollege benötigt die Information, ob die Dosierung an das Körpergewicht anzupassen und bis zu welchem Zeitpunkt die Medikation fortzusetzen ist.

3. Elternvorbereitung
Die gesamte Zeit des stationären Aufenthaltes wird genutzt, um die intuitive elterliche Kompetenz zu stärken und den Eltern so weit wie möglich die Versorgung ihres Kindes zu übertragen. Die elterliche Handlungsfreiheit wird einerseits durch Stärkung der sozialen Netzwerke bzw. Unterstützungsangebote (Jugendamt, Familienhilfen etc.) und andererseits durch ein gezieltes Training unterstützt [95]. Diese Angebote sollten durch gezielte, individuell abgestimmte Schulungen (Information über die ambulante Weiterbetreuung, Umgang mit banalen Infekten etc.) ergänzt werden.
Am Ende dieser Vorbereitung auf die Entlassung sollten die Eltern die Möglichkeit erhalten, ihr Kind (wenigstens einige Tage

lang) in einer Rooming-in-Einheit eigenständig zu versorgen, mit der Sicherheit, das medizinische Personal im Bedarfsfall sofort erreichen zu können. Dieser Schritt steigert das Selbstvertrauen und erleichtert den Übergang aus der sicheren Umgebung des Krankenhauses in die eigene Wohnung.
Zum Abschluss des stationären Aufenthaltes erfolgt ein ausführliches Abschlussgespräch mit den Eltern, das sowohl den stationären Verlauf zusammenfasst als auch potentielle Risiken für die weitere Entwicklung skizziert und die weitere medizinische Betreuung thematisiert [147].

4. Ambulante Weiterbetreuung

Eine nahtlose Weiterbetreuung durch den ambulanten **Kinderarzt** ist von großer Bedeutung, daher sollten sich die Eltern rechtzeitig darüber im Klaren sein, bei welchem Kollegen die pädiatrische Weiterbetreuung erfolgt. Zur Vermeidung von Informationsverlusten empfiehlt sich eine direkte Kontaktaufnahme vor der Entlassung. Die Effektivität dieser Kommunikation lässt sich durch ein spezielles Trainingsprogramm, das Bestandteil der studentischen Ausbildung bzw. ärztlichen Weiterbildung sein kann, deutlich erhöhen [152].
Bei längeren stationären Aufenthalten empfiehlt es sich, dem Kinderarzt bereits einige Tage vor der Entlassung einen vorläufigen Brief (per Email oder Fax) zu übermitteln, mit der Möglichkeit einer telefonischen Rückfrage bei auftretenden Fragen. Daher sind Angaben zu der Rückrufnummer, dem optimalen Zeitraum und dem Namen des Ansprechpartners beizufügen. Eine Alternative ist eine kurze telefonische Information des Kinderarztes, in Rücksprache mit den Eltern sollte eventuell bereits ein Vorstellungstermin in der Praxis des Kinderarztes vereinbart werden.
Die Eltern sind über die Möglichkeit einer Betreuung durch eine **Hebamme** zu informieren. Wenn möglich, kann diese in der Klinik mit dem ärztlichen oder pflegerischen Personal Kontakt aufnehmen und so über Besonderheiten informiert werden.

5. Neonatologische Weiterbetreuung / Kontrolluntersuchungen

Die Anbindung an die neonatologische Weiterbetreuung erfolgt in Abwägung der individuellen Risiken. Dazu ist den Eltern die Notwendigkeit zu erläutern, außerdem müssen mit ihnen die jeweiligen Kontrolltermine vereinbart werden.
Eventuell notwendige weiterführende Untersuchungen (Augenarzt, Ultraschall etc.) sind terminlich mit dem Besuch in der neonatologischen Weiterbetreuung zu koordinieren. Die Kollegen der neonatologischen Weiterbetreuung sind die primären Ansprechpartner bei Problemen, die sich aus der gestörten Neonatalperiode ergeben. Sie stellen auch die bidirektionale Kommunikation mit dem ambulanten Kinderarzt sicher.
Letztlich sollte die Fortführung von Therapien (z.B. Physiotherapie) sichergestellt sein, dazu wird häufig eine Rücksprache mit dem ambulanten Kinderarzt notwendig sein.

6. Empfehlungen für prophylaktische oder therapeutische Maßnahmen

Sehr kontrovers diskutiert wird, ob und welche Interventionen die Entwicklung Frühgeborener positiv beeinflussen und daher bereits prophylaktisch (eventuell bei Vorliegen bestimmter Risikofaktoren) indiziert sind.
Während Frühgeborene – in Abhängigkeit von der Einrichtung – relativ häufig Physiotherapie verordnet bekommen, fehlen valide Studien, die den Vorteil dieser Maßnahme belegen. Eine erste große randomisierte, kontrollierte Studie ist derzeit in Planung [153].
Untersuchungen an Frühgeborenen im Vorschulalter haben gezeigt, dass diese von einem Training des Arbeitsgedächtnisses profitieren [154].

7. Abschließende Untersuchungen

Während der stationären Zeit werden verschiedene apparative Untersuchungen durchgeführt, die teilweise kontrollbedürftige Befunde ergeben. Vor der Entlassung sind die Befunde zu kom-

plettieren; die Hüften sind auf das Vorliegen einer Dysplasie zu untersuchen, der Hörtest ist durchzuführen, eine abschließende Beurteilung der kraniellen Sonographie sollte erfolgen.
Die abschließende Untersuchung muss unbedingt durch einen aussagekräftigen neurologischen Untersuchungsstatus komplettiert werden. Als relativ objektives Hilfsmittel hat sich die Beurteilung der »General Movements« etabliert. Alternativ kann auch eine Beurteilung nach Voijta oder Bobath erfolgen.

5.3 F-Untersuchungen – ein exemplarisches Vorgehen

Bisher existiert kein einheitliches Programm für eine strukturierte neonatologische Weiterbetreuung. Als Ergebnis der bisher dargelegten Gedanken und publizierter Untersuchungen zu dieser Thematik wird in diesem abschließenden Abschnitt ein Vorschlag für ein Frühgeborenen-Vorsorgeprogramm (F-Untersuchungen) zur Diskussion gestellt.
Die neonatologisch orientierte Weiterbetreuung erfordert spezielle fachliche Expertise, strukturelle Voraussetzungen, die Sicherstellung des notwendigen bidirektionalen Informationsflusses und die Beteiligung der betroffenen Familien. Die stationär tätigen Neonatologen bringen ihre Expertise bezüglich der Neonatalperiode ein und benötigen gleichzeitig ein Feedback zu den Langzeitergebnissen ihrer stationären Betreuung. Die niedergelassenen Kinderärzte gewährleisten die allgemeinpädiatrische Versorgung, müssen aber auch in die Lage versetzt werden, spezifische, aus der gestörten Neonatalperiode resultierende Probleme zu erkennen. Weitere Spezialisten, wie Kinderneurologen, Psychologen, Gastroenterologen, sind bei entsprechenden Fragestellungen zu konsultieren oder, je nach klinischem Bild, den Eltern als primärer Ansprechpartner zu empfehlen.
Bestimmung des geplanten Entlassungstermins (Tag X): Mit Hilfe der »Meilensteine der Entlassung« (Tabelle 1) wird der kli-

Tabelle 1 Voraussetzungen für das Erreichen der Entlassung (»Meilensteine der Entlassung«)

Kategorie	Kriterium	Erfüllt?	Seit wann?
Ernährung	ausreichende Gewichtszunahme		
	Trinken an der Brust oder Flasche		
Wärmehaushalt	stabile Körpertemperatur ohne exogene Wärmezufuhr		
Vitalparameter (frei von ...)	Apnoen		
	Bradykardien		
	Sättigungsabfällen		
Elternvorbereitung	Schulung		
	soziales Netzwerk		
Immunisierung	aktive Impfung		
	RSV-Immunisierung (falls indiziert)		
Untersuchungen	ROP-Screening		
	Ultraschall		
	Hörscreening		
	Hüftultraschall		
	Echokardiographie		

nische Verlauf beurteilt; sind mindestens drei der sechs Meilensteine erreicht, beginnen die konkreten Entlassungsvorbereitungen. Für die bessere zeitliche Orientierung des medizinischen Personals und der Eltern wird in Absprache mit den Pflegenden ein voraussichtlicher Entlassungstermin festgelegt (Tag X). Dieser liegt etwas vor dem wahrscheinlichen Termin der Entlassung. Muss er – in Abhängigkeit vom aktuellen Zustand des Kindes – nach hinten verschoben werden, sind die Vorbereitungen für die Entlassung dann schon abgeschlossen und sie kann zu jeder Zeit erfolgen.

Entlassungsvorbereitungen: Zur Komplettierung der Vorbereitung für die Entlassung kommt die Entlassungs-Checkliste (Tabelle 2) zur Anwendung. Die für das individuelle Kind relevanten Punkte werden markiert und – wenn erledigt – abgehakt bzw. beantwortet. Die Diagnostik wird komplettiert, der Aufenthalt epikritisch beurteilt, Kontakt zum weiterbetreuenden Kollegen aufgenommen und die Eltern werden über das weitere Vorgehen informiert.

Tabelle 2 Checkliste für die Vorbereitung der Entlassung

Kategorie	Kriterium	Notwendig?	Erledigt?
Ernährung	Umstellen		
	Anreicherung		
	Information		
Medikation	Vitamin D (Fluor)		
	Eisen		
Elternvorbereitung	Training		
	Gespräche		
	Kinderarzt		
	Rooming-in		

Kategorie	Kriterium	Notwendig?	Erledigt?
Ambulante Weiterbetreuung	Kinderarzt-Brief		
	Hebamme		
Neonatologische Nachsorge	Termin		
	Augenarzt		
Prävention	Physiotherapie		
Untersuchungen	Neurologie		
	Körpermaße		
	apparativ		

F1-Untersuchung (Entlassung): Zur Entlassung erfolgen die Messung von Länge, Gewicht und Kopfumfang sowie die qualifizierte Beurteilung des neurologischen Status. In Abhängigkeit davon erfolgt die Risikoabschätzung für neurologische Probleme und eine Zuteilung in die oben genannten Risikogruppen (Abb. 3, S. 56). An diesen Risikogruppen orientiert sich die weitere neonatologische Betreuung der Kinder.
Die frühgeburtsassoziierten Diagnosen (3-Buchstaben-Erkrankungen der Frühgeborenen) werden nach einer kritischen Evaluation auf dem F1-Untersuchungsblatt notiert. Zuletzt wird die Notwendigkeit von weiterführenden prophylaktischen oder therapeutischen Maßnahmen begründet.

Erste stationäre Wiederaufnahme: Eine relativ zeitnahe, geplante Wiederaufnahme ist nur in wenigen Fällen notwendig. Falls eine frühzeitige Entlassung eine indizierte stationäre Impfung verhinderte, muss eine stationäre Aufnahme für die Impfung eingeplant werden. Eine stationäre Wiederaufnahme kann außerdem notwendig werden, um Medikamente auszuschleichen, das Gedeihen zu überprüfen oder Kontrolluntersuchungen (Augenarzt, Echo, Ultraschall) durchzuführen.

F2-Untersuchung (korrigierte 3 Monate): Im korrigierten Alter von 3 Monaten erfolgt bei Vorliegen eines besonderen Risikos (Gruppe I–IV, s. Abbildung 3, S. 56) die erste neonatologisch orientierte Nachuntersuchung. Sie dient der Beurteilung des Wachstums und der Ernährung – das Erheben der Körpermaße und eine Ernährungsanamnese sind daher obligat. Häufig erfolgt eine Ernährungsberatung mit Informationen zur Breizufütterung.
Im Rahmen der F2-Untersuchung erfolgt eine erneute Beurteilung der neurologischen Entwicklung. Dazu wird der neurologische Status (bevorzugt mittels »General Movements«) erhoben. Die Ergebnisse dieser Untersuchung korrelieren relativ gut mit den 2-Jahres-Ergebnissen. Je nach den Untersuchungsergebnissen wird die Notwendigkeit von Medikamenten oder physiotherapeutischen Interventionen evaluiert. Die neurologische Untersuchung ermöglicht außerdem eine Risikoadjustierung in der Gruppe III; bei Entlassung auffällige Kinder, die mit 3 Monaten einen unauffälligen neurologischen Befund haben, können wahrscheinlich anders eingruppiert werden.
Letztlich ist zu überprüfen, ob die Impfungen zeitgerecht erfolgten, eine ophthalmologische Untersuchung durchgeführt wurde und andere, zur Entlassung empfohlene Maßnahmen wahrgenommen wurden.

F3-Untersuchung (korrigierte 6 Monate): Im korrigierten Alter von 6 Monaten erfolgt (bei adjustierter Risikogruppe I-IV) die nächste neonatologisch orientierte Nachuntersuchung. Beurteilt wird erneut das Wachstum mittels Bestimmung der Körpermaße und Ernährungsanamnese. Dabei ist auch auf eventuell vorliegende Kopfdeformitäten zu achten. Eine ausführliche Krankheitsanamnese erbringt etwaige Hinweise auf eine Disposition zu vermehrten respiratorischen Problemen. Letztlich liefert eine grobe neurologische Untersuchung Aussagen zur psychomotorischen Entwicklung und zur Notwendigkeit von therapeutischen Interventionen. Ergibt die F3 einen sehr auffälligen Befund, kann eine weitere Untersuchung mit 9 Monaten erforderlich sein (**F3a-Untersuchung**).

F4-Untersuchung (korrigierte 12 Monate): Im korrigierten Alter von 12 Monaten empfiehlt sich eine Vorstellung aller Frühgeborenen (Risikogruppe I-VI) zur Beurteilung des Gedeihens (ein adäquates Aufholwachstum sollte erreicht sein) und der neurologischen Entwicklung. Letztere kann (eventuell nur für die Risikogruppen I-III) mittels Bayley-Test erfolgen.

F5-Untersuchung (korrigierte 24 Monate): Nach den Empfehlungen des Gemeinsamen Bundesausschusses sollte in diesem Alter obligat bei allen extrem unreifen Frühgeborenen (Gruppe I–V) eine Testung der psychomotorischen Leistungen mittels Bayley-Test erfolgen. Bei reiferen Frühgeborenen (Gruppe VI) können zur Minimierung des Arbeitsaufwandes eine Risikoadjustierung mittels Fragebogen und eine selektive Testung erfolgen. Bei allen Kindern sind Angaben zum Gedeihen und zur individuellen Krankheitsgeschichte abzufragen. Im Ergebnis der F5-Untersuchung steht die Entscheidung, ob eine weitere Anbindung an eine Spezialambulanz (Sozialpädiatrisches Zentrum [SPZ], pulmonologische Ambulanz oder Ähnliches) erforderlich ist oder eine weitere Betreuung lediglich durch den niedergelassenen Kinderarzt ausreicht.

F6-Untersuchung (Schuleingangsuntersuchung): Wie oben gezeigt, entwickeln viele Frühgeborene erst mit zunehmender Komplexität der Aufgabenstellungen Probleme, die jedoch durch entsprechendes Training kompensierbar sind. Eine detaillierte neurologische Diagnostik im Rahmen der Schuleingangsüberprüfung wäre daher – sowohl unter individualmedizinischen als auch gesundheitspolitischen Aspekten – mehr als angebracht. Derzeit werden diese Untersuchungen lediglich innerhalb von klinischen Studien durchgeführt.

Literatur

[1] Boyle JD, Boyle EM. Born just a few weeks early: does it matter? Arch Dis Child Fetal Neonatal Ed. 2013;98:F85-F88.

[2] Keller M, Felderhoff-Mueser U, Lagercrantz H et al. Policy benchmarking report on neonatal health and social policies in 13 European countries. Acta Paediatr. 2010;99:1624-9.

[3] Davidoff MJ, Dias T, Damus K et al. Changes in gestational age distribution among U.S. singleton births: Impact on rates of late preterm birth, 1992 to 2002. Semin Perinatol. 2006;30:8-15.

[4] Lisonkova S, Sabr Y, Butler B et al. International comparisons of preterm birth: higher rates of late preterm birth are associated with lower rates of stillbirth and neonatal death. BJOG. 2012;119:1630-9.

[5] Chang HH, Larson J, Blencowe H et al. Preventing preterm births: analysis of trends and potential reductions with interventions in 39 countries with very high human development index. Lancet. 2013;381:223-34.

[6] Clark SJ, Belfort MA, Hankins GD et al. Variation in the rates of operative delivery in the United States. Am J Obstet Gynecol. 2007;196:526.e1-526.e5.

[7] Villar J, Carroli G, Zavaleta N et al. Maternal and neonatal individual risks and benefits associated with caesarean delivery: multicentre prospective study. BMJ. 2007;335:1025-36.

[8] Villar J, Valladares E, Wojdyla D et al. Caesarean delivery rates and pregnancy outcomes: the 2005 WHO global survey on maternal and perinatal health in Latin America. Lancet. 2006;367:1819-29.

[9] Joseph K. The natural history of pregnancy: disease of early and late gestation. Br J Obstet Gynaecol. 2011;118:1617-29.

[10] Karlström A, Lindgren H, Hildingsson I. Maternal and infant outcome after cesarean section without recorded medical indication: findings from a Swedish case-control study. Br J Obstet Gynaecol. 2013;120:479-86.

[11] Marlow N. Full term; an artificial concept. Arch Dis Child Fetal Neonatal Ed. 2012;97:F158-F159.

[12] Kramer MS, Demissie K, Yang H et al. The contribution of mild and moderate preterm birth to infant mortality. JAMA. 2000;284:843-9.

[13] Fanaroff AA, Stoll BJ, Wright LL et al. Trends in neonatal morbidity and mortality for very low birthweight infants. Am J Obstet Gynecol. 2007;196:147.e1-147.e8.

[14] Hummler HD. Benchmarking in neonatal intensive care: obstetrical and neonatal practices and registration policies may influence outcome data. Arch Dis Child Fetal Neonatal Ed. 2013;98:F96-F97.

[15] Costeloe KL, Hennessy E, Haider S et al. Short term outcomes after extreme preterm birth in England: comparison of two birth cohorts in 1995 and 2006 (the EPICure studies). BMJ. 2012;345:e7976.

[16] Horbar JD, Carpenter JH, Badger GJ et al. Mortality and Neonatal Morbidity Among Infants 501 to 1500 Grams From 2000 to 2009. Pediatrics. 2012;129:1019-26.

[17] Rattihalli RR, Lamming CR, Dorling J et al. Neonatal intensive care outcomes and resource utilisation of infants born <26 weeks in the former Trent region: 2001-2003 compared with 1991-1993. Arch Dis Child Fetal Neonatal Ed. 2011;96:F329-F334.

[18] Tita ATN, Landon MB, Spong CY et al. Timing of elective repeat cesarean delivery at term and neonatal outcomes. N Engl J Med. 2009;360:111-20.

[19] Khashu M, Narayanan M, Bhargava S et al. Perinatal outcomes associated with preterm birth at 33 to 36 weeks' gestation: A population-baased cohort study. Pediatrics. 2009;123:109-13.

[20] Escobar GJ, Clark RH, Greene JD. Short-term outcomes of infants born at 35 and 36 weeks gestation: We need to ask more questions. Semin Perinatol. 2006;30:28-33.

[21] Petrini J, Dias T, McCormick MC et al. Increased risk of adverse neurological development for late preterm infants. J Pediatr. 2009;154:169-76.

[22] Tutdibi E, Gries K, Bücheler M et al. Impact of labor on outcomes in transient tachypnea of newborn: Population-based study. Pediatrics. 2010;125:e577-e583.

[23] Reichert J, Schemken M, Manthei R et al. Health cost of children in the first five years of life - a population based analysis. Z Ärztl Fortbild Qualsich. 2013;in press.

[24] Jobe A, Bancalari E. Bronchopulmonary dysplasia. Am J Respir Crit Care Med. 2001;163:1723-9.

[25] Northway WH, Rosan RC, Porter DY. Pulmo-

nary disease following respirator therapy of hyaline-membrane disease. N Engl J Med. 1967;276:357-68.

[26] Coalson JJ. Pathology of bronchopulmonary dysplasia. Semin Perinatol. 2006;30:179-84.

[27] Chess PR, D'Angio CT, Pryhuber GS et al. Pathogenesis of bronchopulmonary dysplasia. Semin Perinatol. 2006;30:171-8.

[28] Philip AG. Chronic lung disease of prematurity: A short history. Semin Fet Neonat Med. 2009;14:333-8.

[29] Bancalari E, Claure N. Definitions and diagnostic criteria for bronchopulmonary dysplasia. Semin Perinatol. 2006;30:164-70.

[30] Bancalari E, Abdenour GE, Feller R et al. Bronchopulmonary dysplasia: Clinical presenation. J Pediatr. 1979;95:819-23.

[31] Northway WH. Bronchopulmonary dysplasia: Twenty five years later. Pediatrics. 1992;89:969-73.

[32] Shennan AT, Dunn MS, Ohlsson A et al. Abnormal pulmonary outcomes in premature infants: prediction from oxygen requirement in the neonatal period. Pediatrics. 1988;82:527-32.

[33] Walsh MC, Wilson-Costello DE, Zadell A et al. Safety, reliabilty, and validity of a physiologic definition of bronchopulmonary dysplasia. J Perinatol. 2003;23:451-6.

[34] Kinsella JP, Abman SH. Bronchopulmonary Dysplasia. Lancet. 2006;367:1421-31.

[35] Baraldi E, Filippone M. Chronic lung disease after premature birth. N Engl J Med. 2007;357:1946-55.

[36] Jobe A. The new BPD: An arrest of lung development. Pediatr Res. 1999;46:641-3.

[37] Thebaud B, Lacaze Masmonteil T. If your placenta doesn't have it, chances are your lungs don't have it either: The "Vascular Hypothesis" of Bronchopulmonary Dysplasia starts in utero. J Pediatr. 2010;156:521-3.

[38] Walsh MC, Szefler S, Davis J et al. Summary proceedings from the bronchopulmonary dysplasia group. Pediatrics. 2006;117:S52-S56.

[39] Laughon M, Allred EN, Bose CL et al. Patterns of respiratory disease during the first 2 postnatal weeks in extremely premature infants. Pediatrics. 2009;123:1124-31.

[40] Lehman DH. The Wilson-Mikity Syndrome - Case report and review of literature. California Medicine. 1969;111:298-304.

[41] Walsh MC, Yao Q, Gettner PA et al. Impact of a physiologic definition on bronchopulmonary dysplasia rates. Pediatrics. 2004;114:1305-11.

[42] Ambalavanan N, Walsh MC, Bobashev G et al. Intercenter differences in bronchopulmonary dysplasia or death among very low birth weight infants. Pediatrics. 2011;127:e106-e116.

[43] Rüdiger M, Reichert J, Burkhardt W. Research in Neonatology. Acta Med Port. 2012;25:79-81.

[44] Rüdiger M. Perspektivwechsel in der Neonatologie. Sitzungsberichte Leibnitz-Sozietät 2013;115:95-110.

[45] Birenbaum HJ, Dentry A, Cirelli J et al. Reduction in the incidence of chronic lung disease in very low birth weight infants: Results of a quality improvement process in a tertiary level neonatal intensive care unit. Pediatrics. 2009;123:44-50

[46] Walsh MC, Laptook A, Kazzi SN et al. A cluster-randomized trial of benchmarking and multimodel quality improvement to improve rates of survival free of bronchopulmonary dysplasia for infants with birth weights of less than 1250 grams. Pediatrics. 2007;119:876-90.

[47] Forman MB, Bingham S, Kopelman HA et al. Reduction of infarct size with intracoronary perfluorochemical in a canine preparation of reperfusion. Circulation. 1985;71:1060-8.

[48] Escobar GJ, McCormick MC, Zupancic JAF et al. Unstudied infants: outcomes of moderately premature infants in the neonatal intensive care unit. Arch Dis Child Fetal Neonatal Ed. 2006;91:238-44.

[49] Ehrenkranz RA, Walsh MC, Vohr BR et al. Validation of the national institutes of health consensus definition of bronchopulmonary dysplasia. Pediatrics 2005;116:1353-60.

[50] Hjalmarson O, Sandberg K. Lung function at term reflects severity of bronchopulmonary dysplasia. J Pediatr. 2005;146:86-90.

[51] Gough A, Spence D, Linden M et al. General and respiratory health outcomes in adult survivors of bronchopulmonary dysplasia: a systematic review. Chest. 2012;141:1554-67.

[52] Broström EB, Akre O, Katz-Salamon M et al. Obstructive pulmonary disease in old age among individuals born preterm. Eur J Epidemiol. 2013;28:79-85.

[53] Wong P, Murray C, Louw J et al. Adult bronchopulmonary dysplasia: Computed tomography pulmonary findings. J Med Imaging Radiat Oncol. 2011;55:373-8.

[54] Davis PJ, Thorpe K, Roberts RJ et al. Evaluating »old« definitions for the »new«-

bronchopulmonary dysplasia. J Pediatr. 2002;140:555-60.

[55] Singer L, Yamashita T, Lilien L et al. A longitudinal study of developmental outcome of infants with bronchopulmonary dysplasia and very low birth weight. Pediatrics. 1997;100:987-93.

[56] Natarajan G, Pappas A, Shankaran S et al. Outcomes of extremely low birth weight infants with bronchopulmonary dysplasia: impact of the physiologic definition. Early Hum Dev. 2012;88:509-15.

[57] Ifflaender S, Rüdiger M, Koch A et al. Three-dimensional digital capture of head size in neonates – a method evaluation. PLoS ONE. 2013;8:e61274.

[58] Cooke RWI, Foulder-Hughes L. Growth impairment in the very preterm and cognitive and motor performance at 7 years. Arch Dis Child Fetal Neonatal Ed. 2000;88:482-7.

[59] Roberts G, Cheong JL, Opie G et al. Growth of extremely preterm survivors from birth to 18 years of age compared with term controls. Pediatrics. 2013;131:e439-e445.

[60] Parkinson JR, Hyde MJ, Gale C et al. Preterm birth and the metabolic syndrome in adult life: a systematic review and meta-analysis. Pediatrics. 2013;131:e1240-e1263.

[61] Ehrenkranz RA, Dusick AM, Vohr BR et al. Growth in the neonatal intensive care unit influences neurodevelopmental and growth outcomes of extremely low birth weight infants. Pediatrics. 2006;117:1253-61.

[62] Latal-Hajnal B, von Siebenthal K, Kovari H et al. Postnatal growth in VLBW infants: significant association with neurodevelopmental outcome. J Pediatr. 2003;143:163-70.

[63] Euser AM, de Wit CC, Finken MJJ et al. Growth of Preterm Born Children. Horm Res. 2008;70:319-28.

[64] Roggero P, Gianni ML, Amato O et al. Growth and fat-free mass gain in preterm infants after discharge: A randomized controlled trial. Pediatrics. 2012;130:e1215-e1221.

[65] Sperling MA. Prematurity - A window of opportunity? N Engl J Med. 2004;351:2229-31.

[66] Ong KK. Catch-up growth in small for gestational age babies: good or bad? Curr Opin Endocrinol Diabetes Obes. 2007;14:30-4.

[67] Frontini MG, Srinivasan SR, Xu J et al. Low birth weight and longitudinal trend of cardiovascular risk factor variables from childhood to adolescence: the bogalusa heart study. BMC Pediatrics. 2004;4:22.

[68] Hales CN, Barker DJ. The thrifty phenotype hypothesis. Br Med Bull. 2001;60:5-20.

[69] Doyle LW, Anderson PJ. Adult outcome of extremely preterm infants. Pediatrics. 2010;126:342-51.

[70] Poets C, Wallwiener D, Vetter K. Zwei bis sechs Wochen zu früh geboren - Risiken für das weitere Leben. Dtsch Ärztebl Int. 2012;109:721-6.

[71] Wolke D, Schulz J, Meyer R. Entwicklungslangzeitfolgen bei ehemaligen, sehr unreifen Frühgeborenen - Bayerische Entwicklungsstudie. Monatsschr Kinderheilkd. 2001;149:S53-S61.

[72] O'Shea TM, Kuban KC, Allred EN et al. Neonatal cranial ultrasound lesions and developmental delays at 2 years of age among extremely low gestational age children. Pediatrics. 2008;122:e662-e669.

[73] Nongena P, Ederies A, Azzopardi D. Confidence in the prediction of neurodevelopmental outcome by cranial ultrasound and MRI in preterm infants. Arch Dis Child Fetal Neonatal Ed. 2010;95:F388-F390.

[74] Setänen S, Haataja L, Parkkola R et al. Predictive value of neonatal brain MRI on the neurodevelopmental outcome of preterm infants by 5 years of age. Acta Paediatr. 2013;102:492-7.

[75] Horsch S, Skiöld B, Hallberg B et al. Cranial ultrasound and MRI at term age in extremely preterm infants. Arch Dis Child Fetal Neonatal Ed. 2010;95:F310-F314.

[76] Pearce R, Baardsnes J. Term MRI for small preterm babies: do parents really want to know and why has nobody asked them? Acta Paediatr. 2012;101:1013-5.

[77] Janvier A, Barrington K. Trying to predict the future of ex-preterm infants: who benefits from a brain MRI at term? Acta Paediatr. 2012;101:1016-7.

[78] Bhutta A, Cleves M, Casey P et al. Cognitive and behavioral outcomes of school-aged children who were born preterm: a meta-analysis. JAMA. 2002;288:728-37.

[79] Saigal S, Doyle LW. An overview of mortality and sequelae of preterm birth from infancy to adulthood. Lancet. 2008;371:261-9.

[80] Struck A, Almaazmi M, Bode H et al. Entwicklungsneurologische Nachuntersuchungen von sehr unreifen Frühgeborenen im Perinatalzentrum Ulm. Z Geburtshilfe Neonatol. 2013;217:65-71.

[81] Zelkowitz P, Na S, Wang T et al. Early ma-

ternal anxiety predicts cognitive and behavioural outcomes of VLBW children at 24 months corrected age. Acta Paediatr. 2011;100:700-4.

[82] McGowan JE, Alderice F, Doran J et al. Impact of Neonatal Intensive Care on Late Preterm Infants: Developmental Outcome at 3 years. Pediatrics. 2012;130:e1105-e1112.

[83] Walch E, Chaudhary T, Herold B et al. Parental bilingualism is associated with slower cognitive development in very low birth weight infants. Early Hum Dev. 2009;85:449-54.

[84] Spiegler J, Schlaud M, König IR et al. Very low birth weight infants after discharge: What do parents describe? Early Hum Dev. 2013;89:343-7.

[85] Johnson S, Hennessy E, Smith R et al. Academic attainment and special educational needs in extremely preterm children at 11 years of age: the EPICure study. Arch Dis Child Fetal Neonatal Ed. 2009;94:F283-F289.

[86] Chyi LJ, Lee HC, Hintz SR et al. School outcomes of late preterm infants: special needs and challenges for infants born at 32 to 36 weeks gestation. J Pediatr. 2008;153:25-31.

[87] Poulsen G, Wolke D, Kurinczuk JJ et al. Gestational age and cognitive ability in early childhood: a population-based cohort study. Paediatr Perinat Epidemiol. 2013;27:371-9.

[88] Jaekel J, Baumann N, Wolke D. Effects of gestational age at birth on cognitive performance: a function of cognitive workload demands. PLoS ONE. 2013;8:e65219.

[89] Hack M, Flannery D, Schluchter M et al. Outcomes in young adulthood for very-low-birth-weight infants. N Engl J Med. 2002;346:149-57.

[90] French N, Kelly R, Vijayasekaran S et al. Voice abnormalities at school age in children born extremely preterm. Pediatrics. 2013;131:e733-e739.

[91] den Boer SL, Schipper JA. Feeding and drinking skills in preterm and low birth weight infants compared to full term infants at a corrected age of nine months. Early Hum Dev. 2013;89:445-7.

[92] Wolke D, Chernova J, Eryigit-Madzwamuse S et al. Self and parent perspectives on health-related quality of life of adolescents born very preterm. J Pediatr. 2013;Epub ahead of print.

[93] Green ML, Solnit AJ. Reactions to the threatened loss of a child: A vulnerable child syndrome: Pediatric management of the dying child, Part III. Pediatrics. 1964;34:58-66.

[94] Thomasgard M, Metz WP. The vulnerable child syndrome revisited. Dev Behav Ped. 1995;16:47-53.

[95] Reichert J, Rüdiger M. Psychologisch-sozialmedizinische Versorgung von Eltern Frühgeborener. Neonatologie im Detail. Band 3. Stuttgart: Ligatur; 2012.

[96] Cornforth CM, Thompson JE, Robinson E et al. Children born small for gestational age are not at special risk for preschool emotion and behaviour problems. Early Hum Dev. 2012;88:479-85.

[97] Goddeeris JH, Saigal S, Boyle MH et al. Economic outcomes in young adulthood for extremely low birth weight survivors. Pediatrics. 2010;126:e1102-e1108.

[98] Hack M, Youngstrom EA, Cartar L et al. Behavioral outcomes and evidence of psychopathology among very low birth weight infants at age 20 years. Pediatrics. 2004;114:932-40.

[99] Hack M, Cartar L, Schluchter M et al. Self-perceived health, functioning and well-being of very low birth weight infants at age 20 years. J Pediatr. 2007;151:635-41.

[100] Lindström K, Lindblad F, Hjern A. Psychiatric morbidity in adolescent and young adults born preterm: a Swedish national cohort study. Pediatrics. 2009;123:e47-e53.

[101] Bauer J, Gerss J. Longitudinal analysis of macronutrients and minerals in human milk produced by mothers of preterm infants. Clin Nutr. 2011;30:215-20.

[102] Pearson F, Johnson M, Leaf AA. Milk osmolality: does it matter? Arch Dis Child Fetal Neonatal Ed. 2013;98:F166-F169.

[103] Dabydeen L, Thomas JE, Aston TJ et al. High-energy and -protein diet increases brain and corticospinal tract growth in term and preterm infants after perinatal brain injury. Pediatrics. 2008;121:148-56.

[104] Zachariassen G, Faerk J, Grytter C et al. Nutrient enrichment of mother´s milk and growth of very preterm infants after hospital discharge. Pediatrics. 2011;127:e995-e1003.

[105] Young L, Embleton ND, McCormick FM et al. Multinutrient fortification of human breast milk for preterm infants following hospital discharge (Review). Cochrane Database of Systematic Reviews. 2013;CD004866.

[106] Lucas A, Fewtrell MS, Morley R et al. Randomized outcome trial of human milk fortification and developmental out-

come in preterm infants. Am J Clin Nutr. 1996;64:142-51.

[107] Morgan JA, Young L, McCormick FM et al. Promoting growth for preterm infants following hospital discharge. Arch Dis Child Fetal Neonatal Ed. 2012;97:F295-F298.

[108] Aggett PJ, Agostoni E, Axelsson I et al. Feeding preterm infants after hospital discharge: a commentary by the ESPGHAN committee on nutrition. J Pediatr Gastroenterol Nutr. 2006;42:596-603.

[109] Griffin IJ, Cooke RWI. Nutrition of preterm infants after hospital discharge. JPGN. 2007;45:S195-S203.

[110] Lapillonne A, O'Connor DL, Wang P et al. Nutritional recommendations for the late preterm infant and the preterm infant after hospital discharge. J Pediatr. 2013;162:S90-S100.

[111] Long H, Yi J, Hu P et al. Benefits of iron supplementation for low birth weight infants: a systematic review. BMC Pediatrics. 2012;12:99.

[112] Mills RJ, Davies MW. Enteral iron supplementation in preterm and low birth weight infants. Cochrane Database of Systematic Reviews. 2012;CD005095.

[113] Berglund S, Westrup B, Domellöf M. Iron Supplements Reduce the Risk of Iron Deficiency Anemia in Marginally Low Birth Weight Infants. Pediatrics. 2010;126:e874-e883.

[114] Berglund S, Westrup B, Hägglöf B et al. Effects of Iron Supplementation of LBW Infants on Cognition and Behavior at 3 years. Pediatrics. 2013;131:47-55.

[115] Taylor TA, Kennedy KA. Randomized trial of iron supplementation versus routine iron intake in VLBW infants. Pediatrics. 2013;131:e433-e438.

[116] Kuschel CA, Harding JE, Kumaran VS. Calcium and phosphorus supplementation of human milk for preterm infants. Cochrane Database of Systematic Reviews. 2001;CD003310.

[117] Abrams SA, Committee on Nutrition. Calcium and Vitamin D Requirements of Enterally Fed Preterm Infants. Pediatrics. 2013;131:e1676-e1686.

[118] Agostoni C, Buonocore G, Carnielli VP et al. Enteral nutrient supply for preterm infants: commentary from the European Society for Paediatric Gastroenterology, Hepatology, and Nutrition Committee on Nutrition. J Pediatr Gastroenterol Nutr. 2010;50:85-91.

[119] Slaughter JL, Stenger MR, Reagan PB. Variation in the use of diuretic therapy for infants with bronchopulmonary dysplasia. Pediatrics. 2013;131:716-23.

[120] Esposito S, Serra D, Gualtieri L et al. Vaccines and preterm neonates: Why, when, and with what. Early Hum Dev. 2009;85:S43-S45.

[121] Terry TL. Fibroblastic Overgrowth of Persistent Tunica Vasculosa Lentis in Infants Born Prematurely: II. Report of Cases - Clinical Aspects. Trans Am Ophthalmol Soc. 1942;40:262-84.

[122] Hartnett ME, Penn JS. Mechanisms and management of retinopathy of prematurity. N Engl J Med. 2012;367:2515-26.

[123] American Academy of Pediatrics. Screening Examination of Premature Infants for Retinopathy of Prematurity. Pediatrics. 2013;131:189-95.

[124] Mintz-Hittner HA, Kennedy KA, Chuang AZ et al. Efficacy of intravitreal bevacizumab for stage 3+ retinopathy of prematurity. N Engl J Med. 2011;364:603-15.

[125] Jalali S, Balakrishnan D, Zeynalova Z et al. Serious adverse events and visual outcomes of rescue therapy using adjunct bevacizumab to laser and surgery for retinopathy of prematurity. The Indian Twin Cities Retinopathy of Prematurity Screening database Report number 5. Arch Dis Child Fetal Neonatal Ed. 2013;98:F327-F333.

[126] Koehne P, Rüdiger M. Frühgeborenenretinopathie. In: Bassler D, Forster J, Antes G, Hrsg. Evidenz-basierte Pädiatrie. Stuttgart: Thieme; 2002:1-32.

[127] O'Connor AR, Stephenson T, Johnson A et al. Long-Term Ophthalmic Outcome of Low Birth Weight Children With and Without Retinopathy of Prematurity. Pediatrics. 2002;109:12-8.

[128] Hu J, Blair MP, Shapiro DJ et al. Reactivation of retinopathy of prematurity after bevacizumab injection. Arch Ophthalmol. 2012;130:1000-6.

[129] Ifflaender S, Rüdiger M, Koch A et al. 3D Assessment of Cranial Deformity in Preterm Infants at Term. Early Hum Dev. 2013;in press.

[130] Manacero SA, Marschik PB, Nunes ML et al. Is it possible to predict the infant's neurodevelopmental outcome at 14 months of age by means of a single preterm assessment of General Movements? Early Hum Dev. 2012;88:39-43.

[131] Noble Y, Boyd R. Neonatal assessments for the preterm infant up to 4 months correc-

ted age: a systematic review. Dev Med Child Neurol. 2013;54:129-39.

[132] Pin TW, Eldridge B, Galea MP. Motor trajectories from 4 to 18 months corrected age in infants born at less than 30 weeks of gestation. Early Hum Dev. 2010;86:573-80.

[133] Hsu JF, Tsai MH, Chu SM et al. Early detection of minor neurodevelopmental dysfunctions at age 6 month in prematurely born neonates. Early Hum Dev. 2013;89:87-93.

[134] Peralta-Carcelen M, Moses M, Adams-Chapman I et al. Stability of neuromotor outcomes at 18 and 30 month of age after extremely low birth weight status. Pediatrics. 2009;123:e887-e895.

[135] Romeo DM, Luciano R, Corsello M et al. Neonatal neurological examination of late preterm babies. Early Hum Dev. 2013;89:537-45.

[136] Leroux BG, Tich SN, Branger B et al. Neurological assessment of preterm infants for predicting neuromotor status at 2 years: results from the LIFT cohort. BMJ Open. 2013;3:e002431.

[137] Simard MN, Luu TM, Gosselin J. Concurrent Validity of Ages and Stages Questionnaires in Preterm Infants. Pediatrics. 2012;130:e108-e115.

[138] Sauve R, Lee SD. Neonatal follow-up programs and follow-up studies: Historical and current perspectives. Paediatr Child Health. 2006;11:267-70.

[139] Weber P, Jenni O. Screening in child health - studies of the efficacy and relevance of preventive care practices. Dtsch Ärztebl Int. 2012;109:431-5.

[140] Spencer-Smith MM, Spittle AJ, Doyle LW et al. Long-term Benefits of Home-based Preventive Care for Preterm Infants: A randomized Trial. Pediatrics. 2012;130:1094-1101.

[141] Spittle AJ, Anderson PJ, Lee KY et al. Preventive care at home for very preterm infants improves infant and caregiver outcomes at 2 years. Pediatrics. 2010;126:e171-e178.

[142] Nordhov SM, Ronning JA, Dahl LB et al. Early intervention improves cognitive outcomes for preterm infants: randomized controlled trial. Pediatrics. 2010;126:e1088-e1094.

[143] Geary C, Caskey M, Fonesca R et al. Decreased incidence of bronchopulmonary dysplasia after early management changes, including surfactant and nasal continuous positive airway pressure treatment at delivery, lowered oxygen saturation goals, and early amino acid administration: a historical cohort study. Pediatrics. 2008;121:89-96.

[144] Vohr BR, Wright LL, Dusick AM et al. Center differences and outcomes of extremely low birth weight infants. Pediatrics. 2004;113:781-9.

[145] Bajaj N, Nicholl R. Are there strategies to reduce the length of stay for well near-term babies? Arch Dis Child. 2008;93:445-7.

[146] Merritt TA, Pillers DM, Prows SL. Early NICU discharge of very low birth weight infants: a critical review and analysis. Semin Neonatol. 2003;8:95-115.

[147] Committee on Fetus and Newborn. Hospital discharge of the high-risk neonate. Pediatrics. 2008;122:1119-26.

[148] Hintz SR, Bann CM, Ambalavanan N et al. Predicting Time to Hospital Discharge for Extremely Preterm Infants. Pediatrics. 2010;125:e146-e155.

[149] Charpak N, Ruiz JG, Figueroa de Calume Z. What is the issue when discharging »premies«: early discharge from hospital or early integration with the family? Acta Paediatr. 2001;90:1105-6.

[150] Lorch SA, Srinivasan SR, Escobar GJ. Epidemiology of apnea and bradycardia resolution in premature infants. Pediatrics. 2011;128:e366-e373.

[151] Mehler K, Wendrich D, Kissgen R et al. Mothers seeing their VLBW infants within 3 h after birth are more likely to establish a secure attachment behavior: evidence of a sensitive period with preterm infants? J Perinatol. 2011;31:404-10.

[152] Key-Solle M, Paulk E, Bradford K et al. Improving the quality of discharge communication with an educational intervention. Pediatrics. 2010;126:734-9.

[153] Oberg GK, Campbell SK, Girolami GL et al. Study protocol: an early intervention program to improve motor outcome in preterm infants: a randomized controlled trial and a qualitative study of physiotherapy performance and parental experiences. BMC Pediatrics. 2012;12:15.

[154] Grunewaldt KH, Løhaugen GCC, Austeng D et al. Working memory training improves cognitive function in VLBW preschoolers. Pediatrics. 2013;131:e747-e754.

Sachverzeichnis